Klaus M. Peters ▪ Ulrich Deuss

Osteoporose

Leitliniengerechte Diagnostik und Therapie
mit 25 Fallbeispielen

KLAUS M. PETERS   ULRICH DEUSS

Osteoporose

Leitliniengerechte Diagnostik und Therapie

mit 25 Fallbeispielen

MIT 40 ABBILDUNGEN IN 121 EINZELDARSTELLUNGEN
UND 35 TABELLEN

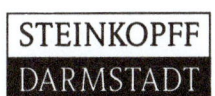
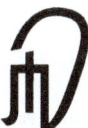

Prof. Dr. med. Klaus M. Peters
Vorsitzender der Sektion Osteologie der DGOOC
Chefarzt der Orthopädie, Rhein-Sieg-Klinik
Höhenstraße 30, 51588 Nümbrecht

Dr. med. Ulrich Deuss
Arzt für Innere Medizin – Endokrinologie
Weißhausstraße 28, 50939 Köln

ISBN 3-7985-1465-8 Steinkopff Verlag Darmstadt

Bibliografische Information Der Deutschen Bibliothek
Die Deutsche Bibliothek verzeichnet diese Publikation in der Deutschen Nationalbibliografie;
detaillierte bibliografische Daten sind im Internet über <http://dnb.ddb.de> abrufbar.

Steinkopff Verlag Darmstadt
ein Unternehmen von Springer Science+Business Media

www.steinkopff.springer.de

© Steinkopff Verlag Darmstadt 2005

Herstellung: Klemens Schwind
Umschlaggestaltung: Erich Kirchner, Heidelberg
Satz: K+V Fotosatz GmbH, Beerfelden
Druck und Bindung: Universitätsdruckerei Stürtz, Würzburg

SPIN 10998809   105/7231-5 4 3 2 1 0 – Gedruckt auf säurefreiem Papier

Vorwort

Sind Sie um die 30? Falls ja, haben Sie gute Chancen, 95 Jahre alt zu werden. Jeder zweite sechzigjährige Leser dieser Zeilen wird seinen 88. Geburtstag erleben, und für die Hälfte der heute in Deutschland Neugeborenen stehen die Chancen gut, 100 Jahre alt zu werden. Dies prognostiziert jedenfalls Prof. James W. Vaupel, Gründungsdirektor des Max-Planck-Instituts für demographische Forschung in Rostock.

Nahezu die Hälfte der über 75 Jahre alten Menschen leidet heute bereits an Osteoporose, in Deutschland sind dies vier bis sechs Millionen Betroffene. Was ein weiterer Anstieg der Lebenserwartung für die Inzidenz und Prävalenz der Osteoporose bedeutet, lässt sich kaum ermessen. Schon jetzt ist es eine Herkulesaufgabe für die Gesellschaft, die hohe Zahl der durch osteoporotische Frakturen hilfsbedürftig gewordenen Senioren zu pflegen und die horrenden Kosten zu tragen, die durch die Krankheit entstehen: gegenwärtig bereits 2,5 bis 3 Milliarden € pro Jahr allein in Deutschland.

Ungeachtet dieser dramatischen Zahlen wird die Osteoporose im Vergleich zu anderen Volkskrankheiten immer noch stiefmütterlich behandelt. Das mag unter anderem daran liegen, dass bisher kein allgemein akzeptiertes Versorgungskonzept zur Verfügung stand. Durch die Veröffentlichung der Osteoporose-Leitlinien des Dachverbandes Osteologie (DVO) hat sich dies geändert. Hierbei handelt es sich um evidenzbasierte Konsensusleitlinien zur Osteoporose der postmenopausalen Frau, des älteren Menschen sowie von Patienten unter Glukokortikoidtherapie.

Ziel dieses Buches ist es, die aktive Auseinandersetzung mit den DVO-Leitlinien anhand von Kasuistiken zu fördern. Dabei haben wir bewusst auch Patientenbeispiele aufgenommen, die sich nicht „leitliniengerecht" behandeln lassen – wie Sie sie im klinischen Alltag regelmäßig antreffen. Da die Leitlinien eine stetige Weiterentwicklung erfahren sollen, stellen wir zudem neue Therapieoptionen vor, die bei der Aktualisierung der Leitlinien Berücksichtigung finden werden.

Nümbrecht und Köln, im November 2004

KLAUS M. PETERS
ULRICH DEUSS

Inhaltsverzeichnis

Autorenverzeichnis

Monika Bode
Orthopädische Abteilung
Rhein-Sieg-Klinik
Höhenstraße 30
51588 Nümbrecht

Dr. med. Ulrich Deuss
Arzt für Innere Medizin – Endokrinologie
Weißhausstraße 28
50939 Köln

Dr. med. Reimar Fritzen
Klinik für Endokrinologie, Diabetologie
und Rheumatologie
Heinrich-Heine-Universität
Moorenstraße 5
40225 Düsseldorf

Dr. med. Christian Guhl
Arzt für Orthopädie
Hauptstraße 17
51503 Rösrath

Dr. med. Uwe de Jager
Arzt für Orthopädie
Konrad-Schott-Straße 24
72250 Freudenstadt

Dr. med. Rainer Kurthen
Arzt für Innere Medizin – Rheumatologie
Karlsgraben 15
52064 Aachen

Prof. Dr. med. Klaus M. Peters
Orthopädische Abteilung
Rhein-Sieg-Klinik
Höhenstraße 30
51588 Nümbrecht

Dr. med. Thomas Seppel
Arzt für Innere Medizin – Endokrinologie
Rathenaustraße 6–8
41061 Mönchengladbach

Dr. med. Manfred Söhling
Arzt für Orthopädie
Schageshofstraße 2
47877 Willich-Anrath

1 Einleitung

ULRICH DEUSS

Zur Situation der Osteoporose in Deutschland

Osteoporose wird seit der Consensus Development Konferenz 2000 der NIH (National Institutes of Health) definiert als eine „durch eine verminderte Knochenfestigkeit charakterisierte Skeletterkrankung, die Personen für ein erhöhtes Frakturrisiko prädisponiert". Diese Änderung gegenüber der vorherigen Definition, die dezidiert nur auf eine Verminderung der Knochenmasse und Verschlechterung der Mikroarchitektur einging, sollte noch einmal unterstreichen, dass die Senkung des Frakturrisikos das primäre Ziel jedweder Osteoporosebehandlung sein muss.

Die in den letzten Jahren durchgeführten epidemiologischen Studien belegen die große gesundheitspolitische Bedeutung der Osteoporose. So nahmen an der EVOS-Studie (European Vertebral Osteoporosis Study) 36 Zentren in 18 vorwiegend europäischen Ländern teil (Norwegen, Schweden, Österreich, Belgien, Frankreich, Deutschland, Niederlande, Großbritannien, Kroatien, Tschechoslowakei, Ungarn, Polen, Russland, Griechenland, Italien, Portugal, Spanien, Türkei). Dabei ergab sich für Europa eine Osteoporoseprävalenz (McCloskey-Methode) von 12% bei Männern und Frauen im Alter zwischen 50 und 79 Jahren. Daraus errechnet sich für Deutschland eine Größenordnung von 4–6 Millionen Patienten; 80% der Betroffenen sind Frauen. Jede vierte über 50 Jahre alte Frau ist somit an Osteoporose erkrankt.

Die EPOS-Studie (European Prospective Osteoporosis Study) ist die prospektive Phase der EVOS-Studie. Mit ihr sollte die Inzidenz neuer Wirbelkörperfrakturen in der EVOS-Studienpopulation ermittelt werden. Dabei ergab sich allein für Deutschland eine Zahl von 74 000 neuen Wirbelkörperfrakturen pro Jahr in der Population der 50- bis 79-jährigen Männer und Frauen. Dies bedeutet, dass alle 7 Minuten eine neue Wirbelkörperfraktur auftritt.

Vor dem Hintergrund der zu erwartenden demografischen Veränderungen in den nächsten Jahren wird die Häufigkeit der Osteoporose und ihrer Folgen stark zunehmen. Diese dramatische Entwicklung betrifft besonders auch die Schenkelhalsfrakturen, für die aufgrund der Altersentwicklung der Bevölkerung für Deutschland ein besorgniserregender Anstieg von heute ca. 117 000 pro Jahr auf 240 000 im Jahr 2040 prognostiziert wird.

Die Bedeutung dieser Zahlen wird erst richtig klar, wenn man sich vergegenwärtigt, dass 41% der Patienten mit Wirbelkörperfrakturen auf fremde Hilfe angewiesen sind, 20% der Patienten mit Schenkelhalsfrakturen für den Rest ihres Lebens pflegebedürftig werden und 20% derjenigen mit dieser Fraktur im ersten Jahr nach der Fraktur versterben.

Aber nicht nur bezüglich der Morbidität kann es die Osteoporose mit allgemein als „Volkskrankheiten" anerkannten Leiden wie Diabetes mellitus, koronare Herzkrankheit und chronisch obstruktive Lungenerkrankung aufnehmen. So werden in Deutschland jährlich mehr Bettentage in stationären Einrichtungen durch Osteoporose verursacht als durch chronisch obstruktive Lungenerkrankung, Myokardinfarkt oder Mammakarzinom. Osteoporose verursacht in Deutschland jährliche Kosten in Höhe von 2,5–3 Milliarden Euro.

Dennoch hat diese Situation bislang nicht zur Entwicklung eines allgemein akzeptierten Versorgungskonzeptes geführt. So wird nur bei 48% der Erkrankten überhaupt die Diagnose gestellt, von diesen wird nur knapp die Hälfte adäquat therapiert. Insgesamt werden folglich 77% der Erkrankten nicht oder nur unzureichend versorgt. Ein europaweiter Vergleich zeigt, dass in Frankreich, Italien und Belgien mehr als doppelt so viel Betroffene adäquat behandelt werden wie in Deutschland und dass dort auch der Anteil der eingesetzten Osteoporosetherapeutika, die dem höchsten Empfehlungsgrad der Evidence based medicine (EBM) entsprechen, deutlich höher liegt als hierzulande.

Entstehung und Zielsetzung der Leitlinien

Die Verfügbarkeit einer Leitlinie nach EBM-Maßstäben bietet eine Chance, die Versorgungssituation von Patienten mit Osteoporose zu verbessern, denn es handelt sich dabei definitionsgemäß um systematisch entwickelte Feststellungen („statements"), welche die Entscheidungen von Klinikern und Patienten über angemessene Gesundheitsversorgung für spezifische klinische Umstände („situations") unterstützen können. Die Leitlinie sollte jedoch den Qualitätskriterien der dritten Entwicklungsstufe (so genannte S3-Leitlinien) entsprechen. Diese müssen nicht nur die vorliegende wissenschaftliche „evidence" in ihre Empfehlungen explizit einbeziehen, sondern auch im Rahmen eines umfangreichen, demokratischen Konsensusprozesses entwickelt werden. Weitere Anforderungen an eine S3-Leitlinie sind eine wissenschaftlich begründete, strenge Logik des Entscheidungsprozesses sowie eine systematische Entscheidungsfindung mit so genannten Entscheidungsbäumen, Analysen des erwarteten Nutzens von Behandlungsstrategien, Sensitivitäts- und Schwellenanalysen sowie Kosten-Effektivitäts-Analysen.

Eine evidenzbasierte Konsensusleitlinie zeichnet sich demnach durch folgende Charakteristika aus:

- ▌ Sie entspricht dem aktuellen Stand des Wissens über effektive und zweckdienliche Diagnostik und Behandlung.
- ▌ Sie stellt eine systematisch entwickelte Entscheidungshilfe über die angemessene ärztliche Vorgehensweise bei speziellen gesundheitlichen Problemen dar.
- ▌ Sie enthält wissenschaftlich begründete und praxisorientierte Handlungsempfehlungen.
- ▌ Sie ist der erzielte Konsens aller betroffenen Interessengruppen zu bestimmten Vorgehensweisen.

Es existiert bereits eine Fülle verschiedener deutscher und auch internationaler Leitlinien zur Osteoporose. In einer Untersuchung von 63 international veröffentlichten Osteoporoseleitlinien entsprachen jedoch nur 20 den Mindestkriterien zur Bewertung der methodischen Qualität, und nur die britischen Leitlinien des Royal College of Physicians sowie die amerikanische Leitlinie im Bericht der Preventive Service Task Force erfüllten den heute an eine Leitlinie zu stellenden Qualitätsanspruch. Daraus konnte der dringende Bedarf für eine deutsche evidenzbasierte Konsensusleitlinie der Entwicklungsstufe S3 abgeleitet werden.

Eine solche Leitlinie bedeutet für den Arzt eine Motivation zur wissenschaftlich begründeten Vorgehensweise, sie hilft unnötige oder überholte Maßnahmen zu vermeiden und verhindert damit unnötige Kosten. Sie stellt aber auch eine Hilfe für die ärztliche Aus- und Weiterbildung dar und dient schließlich der Information von Kostenträgern über notwendige und allgemein übliche Maßnahmen.

Zur Bündelung der Interessen der an dem interdisziplinären Krankheitsbild der Osteoporose beteiligten deutschsprachigen wissenschaftlichen osteologischen Fachgesellschaften wurde im Jahr 1999 der Dachverband Osteologie DVO (Tabelle 1) gegründet. Dieser gab unter der Gesamtkoordination von Prof. Pfeilschifter (Bochum) an drei multi-

Tabelle 1. Die im Dachverband Osteologie (DVO) vereinigten wissenschaftlichen Gesellschaften

- ▪ Arbeitsgemeinschaft Knochentumoren
- ▪ Sektion Kalzium-regulierende Hormone und Knochenstoffwechsel der Deutschen Gesellschaft für Endokrinologie
- ▪ Deutsche Akademie der osteologischen und rheumatologischen Wissenschaften
- ▪ Deutsche Gesellschaft für Rheumatologie
- ▪ Deutsche Gesellschaft für Gynäkologische Endokrinologie und Fortpflanzungsmedizin
- ▪ Deutsche Gesellschaft für Orthopädie und Orthopädische Chirurgie – Sektion Osteologie
- ▪ Deutsche Gesellschaft für Osteologie
- ▪ Deutsche Menopause-Gesellschaft
- ▪ Orthopädische Gesellschaft für Osteologie
- ▪ Österreichische Gesellschaft zur Erforschung des Knochens und Mineralstoffwechsels
- ▪ Österreichische Gesellschaft für Rheumatologie
- ▪ Schweizerische Vereinigung gegen die Osteoporose

Tabelle 2. Evidence based medicine: Hierarchie der Evidenz

1++	Metaanalyse oder systematischer Überblick randomisierter kontrollierter Studien oder randomisierte kontrollierte Studien mit sehr hoher Qualität
1+	gut durchgeführte Metaanalysen oder systematischer Überblick randomisierter kontrollierter Studien oder randomisierte kontrollierte Studien mit sehr niedrigem Risiko für Verzerrung (Bias)
1–	Metaanalyse oder systematischer Überblick randomisierter kontrollierter Studien oder randomisierte kontrollierte Studien mit hohem Risiko für Bias der Studienergebnisse
2++	guter systematischer Überblick von Kohortenstudien oder Fallkontrollstudien gute Kohortenstudien oder Fallkontrollstudien mit einem niedrigen Risiko einer Verfälschung (confounding, bias) und einer hohen Wahrscheinlichkeit einer kausalen Beziehung
2+	gute Kohortenstudien oder Fallkontrollstudien mit einem niedrigen Risiko einer Verfälschung (confounding, bias) und einer mäßigen Wahrscheinlichkeit einer kausalen Beziehung
2–	gute Kohortenstudien oder Fallkontrollstudien mit einem hohen Risiko einer Verfälschung (confounding, bias) und einer niedrigen Wahrscheinlichkeit einer kausalen Beziehung
3	nichtanalytische Beobachtungsstudien wie z. B. Fallserien, Fallbeschreibungen
4	Expertenmeinung, Konsensuskonferenz

disziplinäre Arbeitsgruppen den Auftrag zur Entwicklung evidenzbasierter Konsensusleitlinien zur Behandlung der Osteoporose:

- ▪ bei postmenopausalen Frauen (Koordination Dr. Scheidt-Nave, Göttingen),
- ▪ des älteren Menschen (Koordination Prof. Pientka, Bochum),
- ▪ unter Glucocorticoid-Therapie (Koordination Prof. Raspe, Lübeck).

Mit immensem Arbeitsaufwand wurden nach umfangreichen Literaturrecherchen rund 6000 Originalarbeiten und Abstracts nach den Kriterien der Evidence based medicine analysiert und bewertet (Tabelle 2). Je nach Studienlage konnte dann für die jeweilige Osteoporosetherapie ein Empfehlungsgrad zwischen A und D abgegeben werden (Tabelle 3). Dabei wurden alle Fachrichtungen einbezogen, die mit den wichtigsten Formen der Osteoporose täglich konfrontiert werden. Dazu gehörten Allgemeinmediziner, Endo-krinologen, Gastroenterologen, Geriater, Gynäkologen, Orthopäden, Neurologen und Rheumatologen.

Der daraus entwickelte erste Leitlinienentwurf sowie die Algorithmen wurden auf dem Osteologiekongress im März 2002 in Graz vorgestellt. Im Juni desselben Jahres tagte ein Expertengremium, an dem alle drei Arbeitsgruppen teilnahmen. Hier wurden die Leitlinien zusammengetragen und für die Konsensusphase vorbereitet. Anschließend

Tabelle 3. Evidence based medicine: Empfehlungsgrad zur Osteoporosetherapie

A	Mindestens eine Studie des Evidenzgrades 1++ mit direkter Anwendbarkeit auf die Zielpopulation oder mehrere Studien des Evidenzgrades 1+ mit konsistenten Ergebnissen und direkter Anwendbarkeit auf die Zielpopulation
B	Studien bis zum Evidenzgrad 2++ mit konsistenten Ergebnissen und direkter Anwendbarkeit auf die Zielpopulation oder Extrapolation von Studien mit Evidenzlevel 1++ oder 1+
C	Studien bis zum Evidenzgrad 2+ mit konsistenten Ergebnissen und direkter Anwendbarkeit auf die Zielpopulation oder Extrapolation von Studien mit dem Evidenzgrad 2++
D	Evidenzgrad 3 oder 4 oder Extrapolation von Studien mit dem Evidenzgrad 2+

wurden die Leitlinien auf der Homepage www.bergmannsheil.de/leitlinien-dvo veröffentlicht und ein internetgesteuertes Konsensusverfahren zur Überarbeitung der Entwürfe eingeleitet. Bis zum Herbst 2002 gingen daraufhin 140 Kommentare zu den Leitlinienentwürfen ein, insgesamt wurde die Leitlinien-Homepage ca. 10 000-mal besucht. Auch die eingereichten Kommentare waren auf der Homepage öffentlich einsehbar, sodass eine vollständige Transparenz gewährleistet war. Die Kommentare wurden im Verlauf intensiv geprüft und bei der Erstellung der endgültigen Fassung der Leitlinien berücksichtigt.

Die Verabschiedung der Osteoporoseleitlinien durch den DVO erfolgte im März 2003, die erste Vorstellung auf dem Osteologiekongress 2003 in Göttingen. Kurz darauf war die aktuelle Version über die oben erwähnte Homepage auch im Internet verfügbar. Wegen des Umfangs der Leitlinien, der eine zügige Umsetzung ihres Inhalts im Alltag sicherlich erschwert, wurden so genannte Kitteltaschenversionen entwickelt, die in tabellarischer Form die Entscheidungsprozesse der Leitlinien „Osteoporose bei Frauen nach der Menopause und im höheren Lebensalter" sowie der Leitlinie „Glucocorticoid-induzierte Osteoporose" darstellen. Damit muss nur bei speziellem Informationsbedarf auf die ausführlichen Informationen in den entsprechenden Langfassungen der Leitlinien zurückgegriffen werden.

Die Leitlinien entsprechen den Anforderungen der Arbeitsgemeinschaft medizinischer und wissenschaftlicher Fachgesellschaften (AWMF) und der ärztlichen Zentralstelle für Qualität (ÄZQ). Derzeit befinden sich die Leitlinien in der Phase der Implementierung und Evaluation, eine überarbeitete Fassung unter Einbeziehung neuer Evidenzen ist für Ende 2004 geplant. Bis dahin sind alle Beteiligten eingeladen, sich an dem demokratischen Entwicklungsprozess der Leitlinien durch Einstellung eines Kommentars auf der Leitlinien-Homepage zu beteiligen.

Dieses Buch soll die wesentlichen Inhalte bezüglich Diagnostik und Therapie der drei Leitlinien der Osteoporose bei postmenopausalen Frauen, der Osteoporose des älteren Menschen sowie der Glucocorticoid-induzierten Osteoporose zunächst noch einmal zusammenfassen. An 25 typischen Fällen aus der Praxis soll dann die Anwendung dieser Leitlinien aufgezeigt werden. Zusätzlich werden in diesen Kasuistiken auch besondere Situationen berücksichtigt, die nicht durch die Leitlinien-Algorithmen abgedeckt sind.

Leitlinie zur Osteoporose der postmenopausalen Frau

Thomas Seppel

Das Sistieren der endokrinen Ovarialfunktion, das sich klinisch als Menopause manifestiert, ist der Beginn einer mehrere Jahre währenden Phase mit beschleunigtem Knochenabbau. Epidemiologische Studien haben gezeigt, dass der Knochenmasseverlust in der Postmenopause mit einem deutlich erhöhten Osteoporose- und somit auch Frakturrisiko assoziiert ist. Dass der Östrogenmangel in diesem Zusammenhang als der entscheidende pathogenetische Faktor angesehen werden muss, belegt die Tatsache, dass eine Hormonersatztherapie erwiesenermaßen nicht nur den Surrogatparameter Knochendichte während dieses Zeitraumes positiv im Sinne einer Konservierung oder sogar Verbesserung beeinflussen kann, sondern auch das Frakturrisiko signifikant zu reduzieren vermag. Die Betrachtung der postmenopausalen Osteoporose als eigene, altersbezogene Entität erscheint somit gerechtfertigt, wenn auch die Übergänge zur so genannten senilen Osteoporose im höheren Lebensalter (> 75 Jahre) fließend sind.

Diagnostik

Als typische Frakturlokalisationen sind bei der postmenopausalen Frau mit Osteoporose die Wirbelkörper und der distale Radius anzusehen, während Schenkelhalsfrakturen ihr Inzidenzmaximum erst im höheren Lebensalter haben. Osteoporotische Wirbelkörperfrakturen müssen aufgrund ihrer Dynamik nicht immer mit einem akuten Schmerzereignis einhergehen, was zur Folge hat, dass ein beträchtlicher Anteil unentdeckt bleibt oder nur zufällig im Rahmen von Röntgenuntersuchungen diagnostiziert wird. Gleichwohl sind auch unerkannte Wirbelfrakturen mit einer signifikanten Einschränkung der Lebensqualität verbunden und korrelieren wie die klinischen Frakturen mit einer erhöhten Morbidität und Mortalität.

Angesichts immer knapper werdender Ressourcen im Gesundheitssystem wird ein allgemeines Osteoporosescreening hierzulande nicht als sinnvoll betrachtet. Es ist das Verdienst der Leitlinien, erstmals auf der Grundlage evidenzbasierter Erkenntnisse starke Risikofaktoren (relatives Risiko für Frakturen mindestens verdoppelt) formuliert zu haben, die es jedem Arzt ohne großen

Tabelle 4. Übersicht der Risikofaktoren

Liegt einer dieser Faktoren vor, besteht die Indikation für eine weiterführende Osteoporosediagnostik:

- Periphere Fraktur nach nichtadäquatem Trauma postmenopausal

- Radiologisch gesicherte osteoporotische Wirbelkörperfraktur(en)

  oder indirekte Hinweise für Wirbelkörperfrakturen wie
  - Größenverlust > 4 cm (Hinweis auf Wirbelkörpersinterungen)
  - akut aufgetretene starke Rückenschmerzen

- Body-Mass-Index < 20 (oder ungewollter Gewichtsverlust $> 10\%$)

- Hohes Sturzrisiko (2 oder mehr Stürze im vergangenen Halbjahr)

- Hohes Risiko für eine sekundäre Osteoporose (Grunderkrankung bzw. Therapie, die häufig mit einer Osteoporose assoziiert ist)

Tabelle 5. Osteologische Basislaboruntersuchungen

Differenzialdiagnostische Abgrenzung gegenüber sonstigen Osteopathien durch
▮ Blutbild
▮ BSG, CRP
▮ Calcium, anorganisches Phosphat, Kreatinin, alkalische Phosphatase, γ-GT, TSH basal, Elektrophorese im Serum

Tabelle 6. Allgemeine Empfehlungen zur Prophylaxe und Therapie der Osteoporose der postmenopausalen Frau

▮ Regelmäßige körperliche Aktivität, ausreichender Aufenthalt im Freien (mindestens 30 Minuten täglich)
▮ Bei hohem Sturzrisiko: Sturzabklärung und -intervention, Hüftprotektor nach Abklärung der Akzeptanz
▮ Ausreichende Grundversorgung mit Calcium (1500 mg/Tag) durch entsprechende Ernährung (Milch/Milchprodukte, grünes Gemüse, calciumreiches Mineralwasser)
▮ Calciumsupplementation nur, wenn entsprechende Ernährung nicht möglich ist
▮ Supplementation von bis zu 1500 mg Calcium + 400–800 IE Colecalciferol p.o. täglich nur bei stark in ihrer Mobilität eingeschränkten Frauen über 65 Jahre
▮ Ausreichende Ernährung (Body-Mass-Index > 20)
▮ Keine Zigaretten
▮ Alkohol weniger als 30 g/Tag
▮ Postmenopausale Hormontherapie nicht generell zur Primärprophylaxe der Osteoporose zu empfehlen, sorgfältige Abwägung von Nutzen und Risiken gemeinsam mit der Patientin

Aufwand ermöglichen, solche Patienten zu selektieren, die einer weitergehenden Osteoporosediagnostik zugeführt werden sollten („case finding") (Tabelle 4).

Falls einer oder mehrere dieser Risikofaktoren vorliegen, wird empfohlen, eine Knochendichtemessung vornehmen zu lassen, wobei in den Leitlinien aufgrund ihrer weltweit guten Evaluierung bisher ausschließlich die DXA-Methode berücksichtigt ist. Entscheidender Parameter bei der Interpretation der Messung ist der T-Score, der als relatives Maß der Knochendichte in Standardabweichungen, bezogen auf den Mittelwert gesunder junger Probanden entsprechend der WHO-Definition der Osteoporose, Anwendung findet. Bei anamnestischem oder klinischem Verdacht auf eine Wirbelkörperfraktur sind zusätzlich Röntgenaufnahmen der Wirbelsäule anzufertigen.

Ist die Osteoporose bestätigt, schließt sich eine Basislaboruntersuchung an, deren Funktion vor allem in der Differenzialdiagnose zu sehen ist (Tabelle 5). Bei der postmenopausalen Osteoporose ist keine Veränderung der Laborparameter zu erwarten.

Therapie

Die Therapieindikation gründet sich auf die individuelle Risikokonstellation unter Berücksichtigung bestehender Frakturen bzw. sonstiger Risikofaktoren und des Densitometriebefundes. Das alleinige Vorliegen einer erniedrigten Knochendichte reicht laut Leitlinien nicht mehr aus, um die Indikation für eine pharmakologische Osteoporosetherapie zu stellen. In diesem Fall werden nur allgemeine Maßnahmen empfohlen, die auf eine Änderung des Lebensstils abzielen (Tabelle 6). Bei einem T-Score < –2 und prävalenter Wirbelfraktur oder bei einem T-Score < –2,5 und peripherer Fraktur und/oder Risikofaktor ergibt sich die Indikation zur medikamentösen Osteoporosetherapie, wobei die Bisphosphonate Alendronat und Risedronat sowie das SERM Raloxifen aufgrund der Evidenzlage zur frakturverhütenden Wirkung auf eine Stufe gestellt werden. Die Auswahl erfolgt im Einzelfall unter Beachtung der jeweiligen Kontraindikationen und der individuellen Verträglichkeit.

Die erforderliche Basistherapie mit Calcium und Vitamin D kann bei unzureichender Ernährung oder mangelnder Sonnenexposition über entsprechende Supplemente erfolgen.

Die pulsatile subkutane Gabe von Teriparatid ist eine neue Therapieoption, die vor allem für solche Patientinnen in Frage kommt, die trotz adäquater Vorbehandlung mit Bisphosphonaten oder SERM weiter Fragilitätsfrakturen erleiden (Kap. 6). Teriparatid war zum Zeitpunkt der Leitlinienerstellung noch nicht zugelassen und wurde deswegen in der Erstfassung der Leitlinien noch nicht berücksichtigt.

Etidronat, Calcitonin und die Fluoride werden von den Leitlinien aufgrund ihrer schlechteren Evidenzlage bei der postmenopausalen Osteoporose als nachrangige Therapieformen eingeordnet, die aber im Einzelfall durchaus ihre Berechtigung haben können.

Östrogene werden im Gegensatz zu früheren Jahren trotz ihrer in der WHO-Studie eindeutig belegten frakturverhütenden Wirksamkeit nicht mehr zur Therapie der Osteoporose empfohlen wegen ihrer bei langjähriger Gabe ungünstigen Nutzen-Risiko-Relation. Besteht allerdings aufgrund starker klimakterischer Beschwerden eine Indikation zur Hormonersatztherapie, kann der günstige Effekt der Östrogene auf den Knochenstoffwechsel durchaus genutzt werden.

Osteoporosepatienten bedürfen als chronisch Kranke einer kontinuierlichen Betreuung mit regelmäßigen Kontrolluntersuchungen, die in halbjährlichen Abständen empfohlen werden. Hierbei sind Therapiecompliance und -verträglichkeit zu überprüfen sowie eventuell neu aufgetretene Frakturen zu erfassen. Das Therapieziel ist klar definiert und besteht in der Vermeidung erster oder weiterer Frakturen. Die erforderliche Therapiedauer ist weniger klar umrissen, die Leitlinien empfehlen einen Zeitraum von zunächst 3–5 Jahren. Densitometriekontrollen sollten bei der postmenopausalen Osteoporose in Abständen von 2 Jahren durchgeführt werden, da die erreichbare Präzision der Messtechnik und die Größenordnung der zu erwartenden Änderungen eine häufigere Messung nicht sinnvoll erscheinen lassen. Hierbei sollte die Knochendichte stabil bleiben, ein signifikanter Anstieg unter Therapie ist zwar positiv zu bewerten, wird aber zum Nachweis der Wirksamkeit nicht als essenziell angesehen.

3 Leitlinie zur Osteoporose des älteren Menschen

Ulrich Deuss, Manfred Söhling

Die zusätzliche Erstellung einer Leitlinie zur Diagnostik und Therapie der Osteoporose des älteren Menschen liegt darin begründet, dass zu diesem Zeitpunkt die Häufigkeit hüftgelenknaher Frakturen deutlich zunimmt. Deren Prävention wird daher im hohen Lebensalter zum primären Zielparameter der Osteoporosetherapie. Aufgrund fehlender Daten zur Osteoporose des älteren Mannes befasst sich diese Leitlinie ganz überwiegend mit der Osteoporose der Frau ab dem 75. Lebensjahr.

Frakturen im höheren Lebensalter sind zudem in der Regel das Ergebnis der Interaktion von neuromuskulären Funktionen und Knochenbeschaffenheit und erfordern daher die detaillierte Beurteilung des Sturzrisikos. Schließlich unterscheidet sich die Evidenz hinsichtlich Risikofaktoren, Diagnostik und Therapie zum Teil erheblich von der jüngerer Altersgruppen, da beispielsweise die Studienlage durch Altersbegrenzungen eine völlig andere ist.

Die vorliegende Leitlinie unterscheidet drei Gruppen von Patientinnen ab dem 75. Lebensjahr:

1. ältere Frauen mit akuten oder älteren osteoporotischen Wirbelkörperfrakturen und einer Verminderung der Knochendichte mit einem T-Score $< -2{,}0$;
2. ältere Frauen mit starken Risikofaktoren;
3. ältere Frauen mit/ohne Fraktur, schwer pflegebedürftig/institutionalisiert/immobil.

Diagnostik

Für alle Gruppen ist neben einer ausführlichen Anamnese und der körperlichen Untersuchung die Erhebung der Risikofaktoren für eine Osteoporose erforderlich. Als starke Risikofaktoren ($RR > 2{,}0$) werden die gleichen herangezogen wie in der Leitlinie für die Osteoporose bei postmenopausalen Frauen, d. h. Abnahme der Körpergröße von mehr als 4 cm seit dem 25. Lebensjahr oder mehr als 2 cm seit der letzten Messung mit Verdacht auf frische Wirbelkörperfraktur; ferner positive Frakturanamnese mit zwei und mehr Stürzen (nicht extrinsisch bedingt) im letzten halben Jahr, niedriges Körpergewicht ($BMI < 20$) oder unbeabsichtigte Gewichtsabnahme von mehr als 10% des Körpergewichts in den letzten Monaten sowie positive Frakturanamnese ohne größeres Trauma seit der Menopause.

Des Weiteren wird großer Wert auf die Abklärung des Sturzrisikos gelegt. Als Sturz wird ein unfreiwilliges, plötzliches, unkontrolliertes Herunterfallen oder -gleiten des Körpers auf eine tiefere Ebene aus dem Stehen, Sitzen oder Liegen verstanden. Außer der Häufigkeit von Stürzen bzw. Beinahestürzen ist zu klären, ob es sich um überwiegend extrinsische, synkopale oder lokomotorische Stürze handelt. Häufig werden sie als multifaktorielles Geschehen einzuordnen sein. Zur Klärung eines zukünftigen Sturzrisikos gehören die Erhebung eines ausführlichen internistischen und neurologischen Untersuchungsbefundes sowie ein geriatrisches Assessment, das die Prüfung des Hör- und Sehvermögens ebenso umfasst wie die Beurteilung der kognitiv-emotionalen

Funktionen zum Ausschluss von Depressionen oder eines demenziellen Syndroms. Zum Test des Sturzrisikos werden der Aufstehtest und der Tandemstand bzw. Tandemgang empfohlen (s. u.). Zum Ausschluss einer sekundären Osteoporose erfolgt eine Basislaboruntersuchung analog der Leitlinie „Osteoporose der postmenopausalen Frau".

Für die Gruppen 1 und 2 wird anschließend eine weiter gehende Diagnostik mit konventionellem Röntgen zum Frakturausschluss bzw. eine Bestimmung der Knochendichte bei begründeten Verdacht auf eine Osteoporose oder bei bereits eingetretener Fraktur empfohlen. Für die ältere Frau mit/ohne Frakturen, die schwer pflegebedürftig, dauerhaft institutionalisiert und immobil ist (Gruppe 3), sind diese Maßnahmen aufgrund der fehlenden Evidenzlage nicht vorgesehen.

Für die Bestimmung der Knochendichte wird nur die Messung mittels DXA empfohlen, da derzeit nur für dieses Verfahren eine ausreichende Evidenz gesehen wird. Bei der Patientin über 75 Jahre sollte primär eine Messung des gesamten Schenkelhalses (so genannter Total-hip-Wert) durchgeführt werden. Eine Messung an der Wirbelsäule älterer Personen ist häufig mit besonderen messtechnischen Problemen (Aortensklerose, degenerative Veränderungen etc.) verbunden und erübrigt sich bei einem eindeutigen Befund am Schenkelhals.

Prävention und Therapie

Die präventiven Maßnahmen bei älteren Menschen zielen neben der Verbesserung des Knochenmetabolismus vor allem auf die Minderung der Sturzneigung und damit indirekt auf eine Beeinflussung der Lebensqualität und der körperlichen sowie sozialen Aktivität. Neben einer knochenbewussten Ernährung wird eine Basistherapie mit Supplementation von Calcium (1000–1500 mg/Tag) und Vitamin D (400–800 IE/Tag Colecalciferol) empfohlen. Für eine alleinige Bewegungstherapie als Intervention zur Vermeidung von Stürzen liegt vor allem für Hochrisikopatientinnen (älter als 80 Jahre und mehrere Sturzrisikofaktoren) Evidenz vor. Effektiver ist jedoch ein multifaktorieller Ansatz, der mehrere Risikofaktoren berücksichtigt. Dazu gehören eine Anpassung der Begleitmedikation, Verhaltenstraining, Mobilitätsverbesserung (Balance-, Kraft-, Gehtraining), Reaktionstraining, Sicherheitsmaßnahmen im häuslichen Umfeld (Schuhwerk, Beleuchtung, Beseitigung von Stolperfallen, Mobiliar), Optimierung der Hilfsmittelversorgung sowie die Anwendung von Hüftprotektoren. Positive Effekte letzterer Maßnahme zur Verhinderung hüftgelenknaher Frakturen wurden in einer Reihe von Studien nachgewiesen. Allerdings wird die Effektivität durch Akzeptanzprobleme unter Alltagsbedingungen deutlich gemindert.

Eine Übersicht über die Entscheidungsprozesse zur Diagnostik und Therapie der Osteoporose des älteren Menschen ist in Abb. 1 dargestellt. Neben den allgemeinen präventiven Maßnahmen liegt eine ausreichende Evidenz für den Einsatz einer speziellen Pharmakotherapie nur für die Gruppen 1 (ältere Frau mit akuter oder älterer osteoporotischer Wirbelkörperfraktur und T-Score < –2,0) sowie 2 (ältere Frau mit starken Risikofaktoren) vor. Als Therapie der ersten Wahl wird nur die Behandlung mit den Bisphosphonaten Alendronat bzw. Risedronat für 3–5 Jahre empfohlen. Ist die Vermeidung von Wirbelkörperfrakturen das primäre Therapieziel, kann auch Raloxifen eingesetzt werden, da für dieses Präparat nur eine Evidenz für Wirbelkörperfrakturen vorliegt. Wegen fehlender Evidenz wird für die Gruppe 3, die ältere Frau mit/ohne Fraktur, die schwer pflegebedürftig/institutionalisiert/immobil ist, keine spezifische Pharmakotherapie empfohlen, sondern vor allem die hoch dosierte Calcium- und Vitamin-D-Substitution, das Sturzrisiko senkende Interventionen sowie ein Hüftprotektor.

Zur Prüfung des Sturzrisikos im Rahmen der Basisdiagnostik eignen sich besonders:
▪ *Aufstehtest:* klinische Messmethode für Muskelleistung. Bei diesem Test muss der

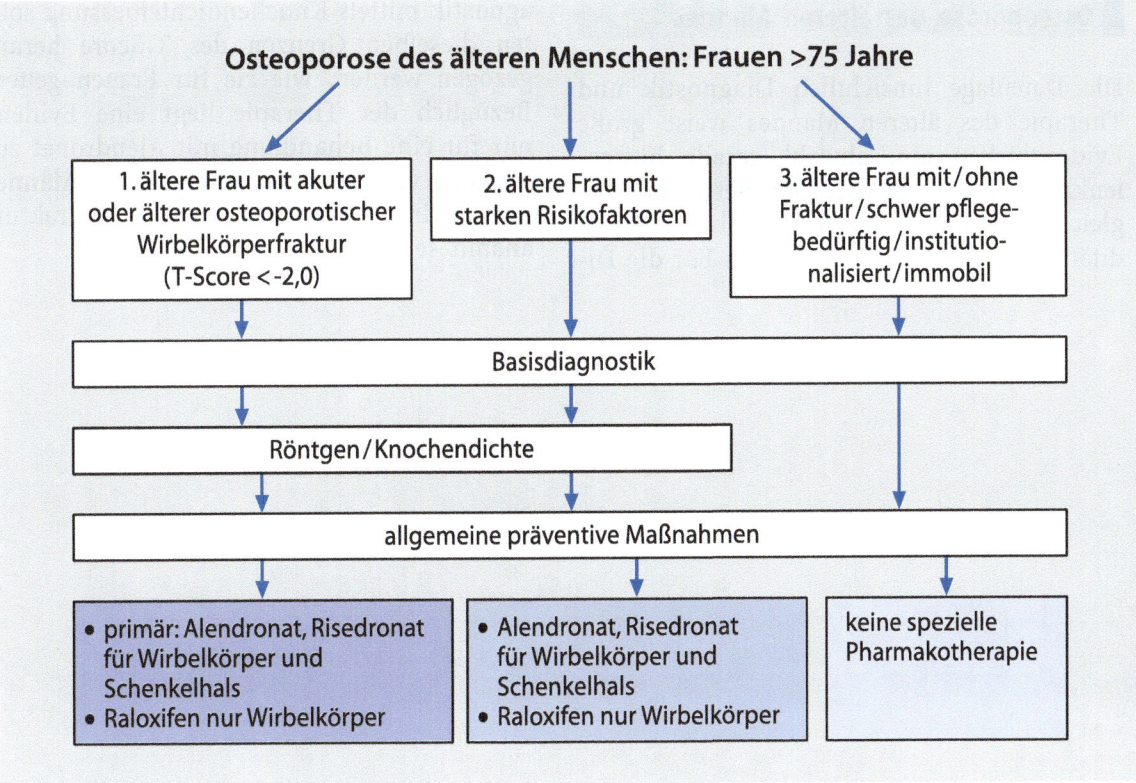

Osteoporose des älteren Menschen: Frauen >75 Jahre

1. ältere Frau mit akuter oder älterer osteoporotischer Wirbelkörperfraktur (T-Score < -2,0)

2. ältere Frau mit starken Risikofaktoren

3. ältere Frau mit/ohne Fraktur/schwer pflegebedürftig/institutionalisiert/immobil

Basisdiagnostik

Röntgen/Knochendichte

allgemeine präventive Maßnahmen

- primär: Alendronat, Risedronat für Wirbelkörper und Schenkelhals
- Raloxifen nur Wirbelkörper

- Alendronat, Risedronat für Wirbelkörper und Schenkelhals
- Raloxifen nur Wirbelkörper

keine spezielle Pharmakotherapie

Abb. 1. Entscheidungsprozesse zur Diagnostik und Therapie der Osteoporose des älteren Menschen

Proband so schnell wie möglich fünfmal aus einem Stuhl ohne Armeinsatz aufstehen und sich wieder hinsetzen. Werden mehr als 11 Sekunden dafür benötigt, deutet dies auf eine verminderte Muskelleistung hin.

▮ *Tandemstand/Tandemgang:* Test auf seitliche Haltungskontrolle. Bei den Tandemuntersuchungen steht oder geht der Proband, indem er in einer Linie einen Fuß knapp vor den anderen setzt (Seiltänzergang). Als Grenzwert, der beim Tandemstand erreicht werden muss, gelten 10 Sekunden, der Tandemgang-Test ist auffällig, wenn der Tandemgang nicht möglich ist oder nur weniger als 8 Tandemschritte vollzogen werden können.

Management von Frakturen

Im Falle einer hüftgelenknahen Fraktur, die für ältere Menschen nicht nur eine gesundheitliche Beeinträchtigung darstellt, sondern auch eine Bedrohung ihrer Selbstständigkeit im Alltag, ist ein optimales Management zu fordern. Dieses beinhaltet nach sofortiger Einweisung in ein Krankenhaus eine leitliniengerechte Behandlung der Fraktur sowie perioperativ engmaschige Kontrollen wegen der häufigen Komplikationen. Eine interdisziplinäre Frühmobilisierung und Frührehabilitation ist ebenso zu fordern wie anschließend eine weiter gehende Rehabilitation in adäquaten Einrichtungen, sofern die Voraussetzungen dafür vorhanden sind. Darüber darf im Verlauf jedoch nicht die Sturzabklärung sowie die adäquate Therapie der Osteoporose vergessen werden.

Osteoporose des älteren Mannes

Die Datenlage hinsichtlich Diagnostik und Therapie des älteren Mannes weist große Evidenzlücken auf, obwohl gerade hüftgelenknahe Frakturen bei Männern im Vergleich zu Frauen mit einer erhöhten Morbidität und Mortalität einhergehen. Für die Diagnostik mittels Knochendichtemessung sollten dieselben Grenzen des T-Score herangezogen werden, wie sie für Frauen gelten. Bezüglich der Therapie liegt eine Evidenz nur für eine Behandlung mit Alendronat zusammen mit einer Basistherapie für Männer mit niedriger Knochendichte und Frakturanamnese vor.

4 Leitlinie zur Glucocorticoid-induzierten Osteoporose

Reimar Fritzen

Glucocorticoide und Osteoporose

Bereits Ende der fünfziger Jahre des letzten Jahrhunderts, kurz nach Einführung der Glucocorticoide zur Behandlung entzündlicher Erkrankungen, zeigten sich auch die Nebenwirkungen dieser Therapie, insbesondere bei höher dosierter, längerfristiger Anwendung. Die Osteoporose ist hier wegen der schweren Konsequenzen für die betroffenen Patienten sicherlich an vorderster Stelle zu nennen.

Glucocorticoide führen zu einem verminderten Knochenaufbau, was zum einen über einen direkten inhibitorischen Effekt auf die Osteoblasten, zum anderen auch auf die Inhibition von endokrinen und parakrinen Faktoren, die die Osteoblasten stimulieren, erklärt werden kann. Außerdem führen Glucocorticoide zu einer verstärkten osteoblastären und osteozytären Apoptose. Weiterhin verstärken Glucocorticoide die Knochenresorption, was über den hemmenden Effekt auf die gonadotrope Achse sowie eine vermehrte Parathormonsekretion zurückgeführt wird. Auf reife Osteoklasten haben Glucocorticoide keinen direkten Effekt, da diese Zellen Glucocorticoidrezeptoren nicht exprimieren.

Weitere negative Konsequenzen für den Knochenstoffwechsel resultieren aus dem kalciurischen Effekt, der verminderten Calciumabsorption sowie der bei höher dosierter Glucocorticoidtherapie zu beobachtenden Myopathie, wodurch es zu einer geringeren mechanischen Stimulation des Knochens kommt.

Eine Vielzahl von Querschnittuntersuchungen zeigt eine klare negative Korrelation der kumulativen Glucocorticoiddosis zur Knochendichte, auch in Längsschnittstudien zeigt sich hier eine eindeutige Dosis-Wirkungs-Beziehung. Bereits bei Glucocorticoiddosen über 2,5 mg Prednisolonäquivalent ist ein statistisch signifikanter Anstieg der Wirbelkörperfrakturrate nachweisbar, bei Dosen ab 7,5 mg ist auch die Rate von extravertebralen Frakturen statistisch signifikant erhöht. Das Risiko steigt dabei bereits in den ersten Monaten nach Therapiebeginn stark an.

Bei der Pathogenese der Glucocorticoid-induzierten Osteoporose ist nicht nur die Glucocorticoidgabe als solche zu berücksichtigen. Weitere Faktoren, die zur Osteoporose beitragen können, ergeben sich vielfach aus der jeweiligen Grundkrankheit, die die Indikation zur Glucocorticoidtherapie begründet. So findet sich z. B. bei der rheumatoiden Arthritis unabhängig von einer Glucocorticoidtherapie ein erhöhtes Frakturrisiko, erklärbar z. B. durch den negativen Effekt der proinflammatorischen Zytokine auf den Knochenstoffwechsel, aber auch durch eine mutmaßlich höhere Sturzneigung. Bei chronisch entzündlichen Darmerkrankungen sind zusätzlich Resorptionsstörungen als Kofaktor anzusehen.

Die im Folgenden vorgestellte DVO-Leitlinie Glucocorticoid-induzierte Osteoporose bezieht sich explizit auf die Therapie von Patienten, die aufgrund rheumatoider Arthritis, chronisch entzündlicher Darmerkrankungen bzw. chronisch obstruktiver Lungenerkrankungen behandelt werden. Die der Leitlinie zugrunde gelegte Literatur untersucht im Wesentlichen die Glucocorticoid-induzierte Osteoporose bei diesen Erkrankungen; eine unkritische Übertragung der Ergebnisse auf andere Patientenpopulationen ist wegen der

Vielgestaltigkeit der Risikofaktoren einer Osteoporose nicht sinnvoll.

Adressaten der Leitlinien

Wesentlichster Faktor zur Prophylaxe der Glucocorticoid-induzierten Osteoporose ist der möglichst sparsame Einsatz von Glucocorticoiden. Darüber hinaus ist natürlich die adäquate Therapie der Grundkrankheit wegen der begleitenden Kofaktoren, die die Osteoporose beeinflussen können, für ein optimales Resultat unabdingbar. Insofern richtet sich diese DVO-Leitlinie primär an Fachärztinnen und Fachärzte, welche die oben genannten Erkrankungen behandeln. Sie empfiehlt grundsätzlich eine Überweisung zur konsiliarischen Mitbehandlung durch Fachärzte, ohne dass dem Hausarzt die Dauerbetreuung sowie Überwachung und Koordination der Therapie aus der Hand genommen werden soll. Eine zusätzliche Version der Leitlinie, die sich spezifisch an die primär versorgenden Ärzte richtet, soll noch erarbeitet werden.

In Tabelle 7 sind einige Zahlen zur Prävalenz der Osteoporose bei den in der Leitlinie berücksichtigten Erkrankungen aufgeführt. Einschränkend ist zu sagen, dass die Datenlage insbesondere bezüglich der Frakturprävalenz in den unterschiedlichen Subgruppen als unbefriedigend zu bezeichnen ist. Zwischen einzelnen Untersuchungen schwanken die Zahlen z.T. recht stark, was auf die unterschiedliche Selektion der Patientenpopula-

tion (Alter, Schwere der Grunderkrankung, Glucocorticoiddosis) zurückgeführt werden kann. Unabhängig davon lässt sich jedoch eine hohe Prävalenz von Osteoporose und Osteopenie erkennen, die eine spezifische Intervention rechtfertigt.

Klassifizierung der Patienten

Der Algorithmus unterscheidet zwischen inzidenten und prävalenten Patienten (Abb. 2). Inzidente Patienten sind solche, bei denen eine Glucocorticoidtherapie mit mindestens 7,5 mg Prednisolonäquivalent neu begonnen bzw. nach mindestens einjähriger Behandlungspause erneut eingeleitet wird und für voraussichtlich mindestens 6 Monate fortgeführt werden muss. Außerdem werden nach diesem Teil des Algorithmus alle Patienten unter Glucocorticoidtherapie mit einer neu aufgetretenen klinisch apparenten osteoporotischen Fraktur behandelt, unabhängig von der Glucocorticoiddosis bzw. Therapiedauer.

Dem gegenübergestellt sind die sog. prävalenten Patienten. Hierunter sind alle Patienten zu verstehen, die bereits mindestens 6 Monate lang mit Glucocorticoiden in einer Dosierung von mindestens 7,5 mg Prednisolonäquivalent behandelt werden, und auch solche Patienten, bei denen eine nur kurzzeitig (weniger als 12 Monate) unterbrochene, zuvor für mindestens 6 Monate erfolgte Glucocorticoidtherapie wieder aufgenommen wird.

Tabelle 7. Epidemiologie der Osteoporose bei unterschiedlichen Grunderkrankungen

Grunderkrankung	Prävalenz	Glucocorticoid-therapie	Osteopenie	Osteoporose	Relatives Frakturrisiko
▮ Rheumatoide Arthritis	0,5%	15–20% [1]	40%	20%	1,2–5,2%
▮ Colitis ulcerosa	0,05%	bis 75% [2]	67%	18%	1,3–1,7
▮ Morbus Crohn	0,07%	bis 75% [2]	55%	37%	2,5
▮ COPD	ca. 5%	10–15% [3]	72%	36%	Keine Daten

[1] Geschätzter Anteil der zu jedem Zeitpunkt mit Glucocorticoiden behandelten Patienten.
[2] Anteil der Patienten, die aufgrund der Erkrankung zu irgendeinem Zeitpunkt mit Glucocorticoiden behandelt werden.
[3] Geschätzter Anteil der Patienten mit COPD, die auf Glucocorticoide ansprechen.

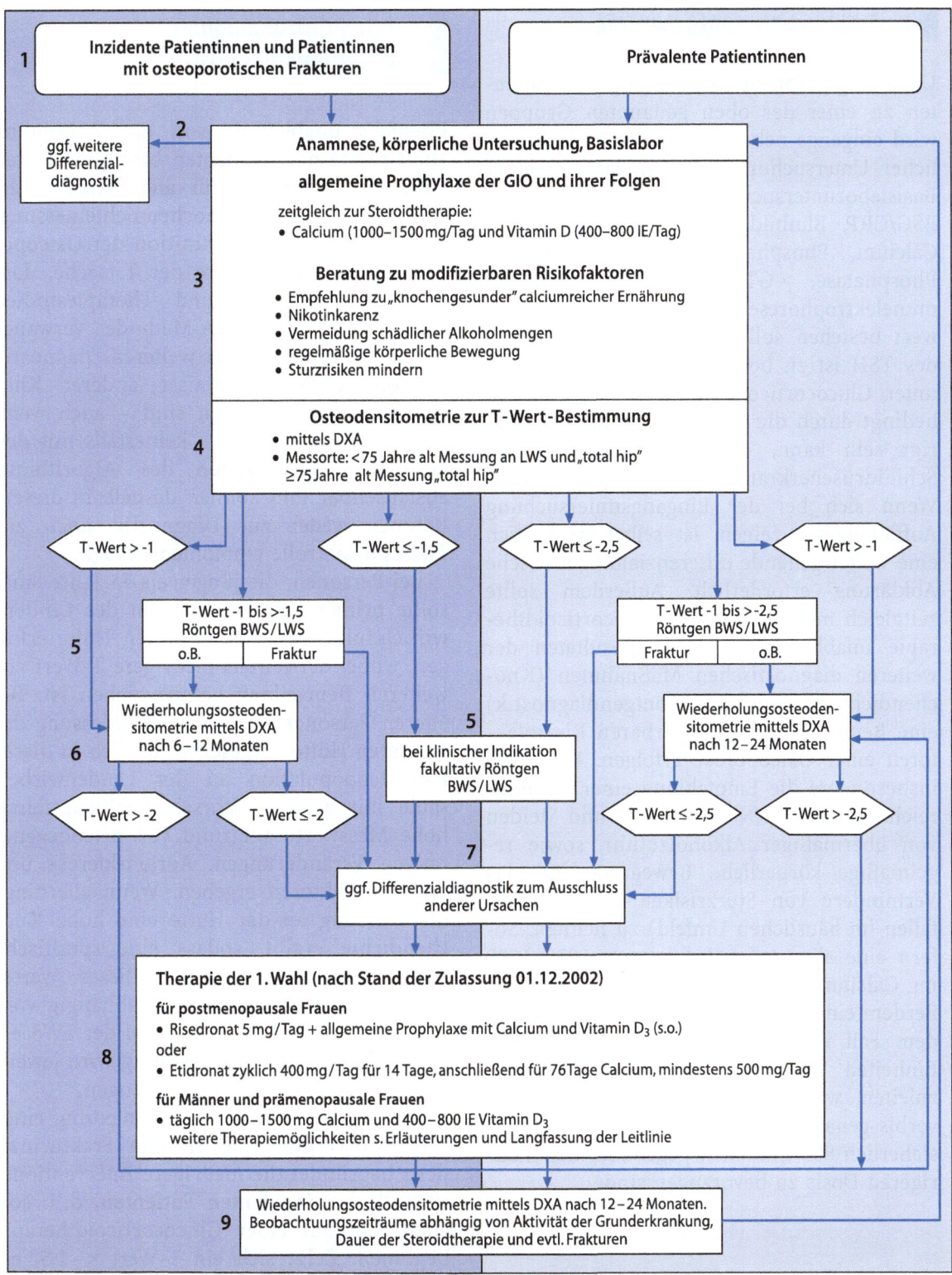

Abb. 2. Klinischer Algorithmus Glucocorticoid-induzierte Osteoporose (GIO). Der Algorithmus ist den Leitlinien des DVO entnommen und fasst die wesentlichen diagnostischen und therapeutischen Maßnahmen zusammen

Basisdiagnostik und -therapie

Unabhängig von der Zuordnung der Patienten zu einer der oben genannten Gruppen wird eingangs neben Anamnese und körperlicher Untersuchung die Veranlassung einer Basislaboruntersuchung empfohlen, die aus BSG/CRP, Blutbild sowie Bestimmung von Calcium, Phosphat, Kreatinin, alkalischer Phosphatase, γ-GT sowie einer Eiweißimmunelektrophorese und einem TSH-Basalwert bestehen sollte. Bei der Interpretation des TSH ist zu berücksichtigen, dass dieses unter Glucocorticoideinnahme, jedoch auch bedingt durch die Grunderkrankung erniedrigt sein kann, ohne dass eine primäre Schilddrüsenerkrankung vorliegen muss. Wenn sich bei der Eingangsuntersuchung Auffälligkeiten zeigen, ist selbstverständlich eine weiter gehende differenzialdiagnostische Abklärung erforderlich. Außerdem sollte zeitgleich mit Beginn der Glucocorticoidtherapie unabhängig von den Resultaten der weiteren diagnostischen Maßnahmen (Knochendichtemessung, ggf. Röntgendiagnostik) eine Beratung zu modifizierbaren Risikofaktoren einer Osteoporose erfolgen. Hier sind insbesondere die Empfehlung einer calciumreichen Kost, ggf. Nikotinkarenz und Meiden von übermäßiger Alkoholzufuhr, sowie regelmäßige körperliche Bewegung und das Vermindern von Sturzrisiken (z.B. Stolperfallen im häuslichen Umfeld) zu nennen. Sofern eine alimentäre Zufuhr von 1000–1500 mg Calcium nicht gewährleistet ist, muss außerdem eine Supplementation erfolgen, in jedem Fall ist die Substitution mit 400–800 Einheiten Vitamin D (Cholecalciferol) einzuleiten, wobei, wenngleich nicht expressis verbis genannt, bei Patienten über 60 Jahren sicherlich 800 Einheiten gegenüber der niedrigeren Dosis zu bevorzugen sind.

Knochendichtemessung und Röntgendiagnostik

Ebenfalls unabhängig von der Zuordnung zur Gruppe der inzidenten bzw. prävalenten Patienten ergibt sich für alle Patienten die Indikation zu einer Knochendichtemessung. Aufgrund der WHO-Definition der Osteoporose sowie insbesondere der Tatsache, dass in den Diagnostik- und Therapiestudien überwiegend die DXA-Methode verwandt wurde, ist nur diese zur weiteren Diagnostik empfohlen. Die Ergebnisse anderer Knochendichtemessverfahren sind – auch wenn sie T-Werte ausweisen – keinesfalls mit den genannten Grenzwerten des Algorithmus austauschbar und können deshalb in diesem Rahmen weder zur Diagnostik noch zur Therapiekontrolle empfohlen werden.

Bei Personen, die jünger als 75 Jahre sind, sollte primär eine Messung an der Lendenwirbelsäule sowie der gesamten Hüfte erfolgen, wobei der jeweils niedrigere T-Wert zur weiteren Beurteilung heranzuziehen ist. Bei älteren Personen ist primär die Messung der gesamten Hüfte vorgesehen, da sich in dieser Patientenpopulation an der Lendenwirbelsäule mit großer Wahrscheinlichkeit falsch hohe Messwerte aufgrund von osteodegenerativen Veränderungen, Aortensklerose und anderen Faktoren ergeben. Wenn allerdings die Messung an der Hüfte eine hohe Knochendichte ergibt, sodass eine spezifische Pharmakotherapie aufgrund dieses Wertes nicht indiziert wäre, sollte unabhängig vom Alter zusätzlich die Messung an der LWS erfolgen. Zur weiteren Beurteilung wird jeweils der niedrigere T-Wert herangezogen.

Die besonders kurz nach Einleitung einer Glucocorticoidtherapie erhöhte Frakturinzidenz begründet die niedrigere Interventionsschwelle bei **inzidenten Patienten,** d.h. solchen, die mit einer Glucocorticoidtherapie beginnen. Zeigt sich ein T-Wert < –1,5, ergibt sich die Indikation zu einer spezifischen Pharmakotherapie, unabhängig davon, ob bereits osteoporotische Frakturen vorliegen oder nicht. Dementsprechend ist eine Röntgenuntersuchung bei diesen Patienten nur fakultativ erforderlich. Bei einem T-Wert zwischen –1,5 und –1 dagegen sollte eine Röntgenuntersuchung der Brustwirbelsäule und der Lendenwirbelsäule erfolgen. Lassen sich hier Wirbelkörperfrakturen identifizieren, ist nach Ausschluss anderer Ursachen ebenfalls eine spezifische antiosteoporotische Pharmakotherapie indiziert. Bei einem T-Wert > –1,0 sowie auch bei den Patienten mit einem T-Wert zwischen –1,5 und –1,0 ohne Wirbelkörperfrakturen ist bei inzidenten Patienten eine Kontrolle der Osteodensitometrie nach 6–12 Monaten vorgesehen. Dieses kurze Zeitintervall trägt der Tatsache Rechnung, dass insbesondere bei Beginn der Glucocorticoidtherapie mit einem besonders starken Knochendichteabfall zu rechnen ist. Findet sich bei der Kontrolluntersuchung ein T-Wert < –2, wäre ebenfalls eine spezifische Pharmakotherapie indiziert, ansonsten können weitere Kontrollen in 12- bis 24-monatigen Abständen erfolgen.

Bei **prävalenten Patienten**, d.h. Patienten, die bereits über mehr als 6 Monate mit Glucocorticoiden therapiert werden, liegt die Interventionsschwelle zur spezifischen Pharmakotherapie bei einem T-Wert von –2,5 oder niedriger. Bei einem T-Wert zwischen –2,5 und –1,0 sollte zusätzlich eine Röntgenuntersuchung von BWS und LWS erfolgen, da im Fall von Wirbelkörperfrakturen dann ebenfalls die Indikation zur spezifischen Therapie zu stellen wäre. Ohne Frakturen kann, ebenso wie bei den Patienten mit einem T-Wert >–1, die Knochendichtemessung nach 12–24 Monaten wiederholt werden. Liegt bei dieser Kontrolluntersuchung der T-Wert dann unter –2,5, ist die Indikation zur spezifischen Pharmakotherapie der Osteoporose gegeben, sonst erfolgen weitere Kontrollen in 12- bis 24-monatigen Intervallen.

Grundsätzlich entbindet der vorgeschlagene Algorithmus selbstverständlich nicht von differenzialdiagnostischen Überlegungen zu alternativen Erklärungen von Wirbelkörperfrakturen bzw. einem eingetretenen Knochenmasseverlust, sodass ggf. ergänzende diagnostische Maßnahmen erforderlich werden können.

Spezielle medikamentöse Therapie

Zusätzlich zu den oben bereits dargestellten Basismaßnahmen, d.h. der Beeinflussung modifizierbarer Risikofaktoren, der ausreichenden Calciumzufuhr sowie der Vitamin-D-Supplementation wird als Therapie der ersten Wahl bei postmenopausalen Frauen die Gabe von Risedronat oder Etidronat empfohlen. Zu beiden Substanzen liegen gute Daten für einen Erhalt der Knochendichte unter Glucocorticoidtherapie bei dieser Patientinnenpopulation vor (Empfehlungsgrad A). Ebenfalls liegen Studien vor, die eine Reduktion des Frakturrisikos bei postmenopausalen Frauen unter Glucocorticoidtherapie nahe legen, wenngleich hier die Zahlen keinesfalls mit den Studien zur primären postmenopausalen Osteoporose vergleichbar sind (Empfehlungsgrad D). Nach Implementierung der Leitlinien ist inzwischen auch Alendronat in der 10-mg-Dosierung zur Therapie der Glucocorticoid-induzierten Osteoporose bei postmenopausalen Frauen zugelassen worden.

Die Datenlage bezüglich der Glucocorticoid-induzierten Osteoporose bei Männern sowie bei prämenopausalen Frauen ist noch wesentlich dürftiger, was zum einen durch die geringe Größe der Studienpopulation, zum anderen, insbesondere bei prämenopausalen Frauen, durch die geringere Frakturinzidenz zu begründen ist. Aus diesem Grunde kann im Rahmen der DVO-Leitlinien keine generelle Empfehlung, diese Patientengruppen mit einem Bisphosphonat zu behandeln, ausgesprochen werden. Unter zulassungsrechtlichem Gesichtspunkt ist zu berücksichtigen, dass Alendronat in der 10-mg-Dosierung zur täglichen Einnahme auch bei der Osteoporose des Mannes eingesetzt werden darf.

Der Einsatz von weiteren Substanzen wie aktive Vitamin-D-Präparate, Calcitonin, Fluoride, aber auch die gynäkologische Hormonersatztherapie und das mittlerweile in Deutschland zur Behandlung der postmenopausalen Osteoporose zugelassene Parathormon kann aufgrund der vorliegenden Daten als Therapie der ersten Wahl ebenso wenig begründet werden wie die Gabe von Raloxifen, Anabolika oder Statinen, für die sich keinerlei Daten zur Behandlung von Patienten mit rheumatoider Arthritis, chronisch entzündlichen Darmerkrankungen bzw. COPD mit Glucocorticoid-induzierter Osteoporose finden. Das gleiche gilt für jegliche Kombination dieser Substanzen untereinander sowie auch in der Kombination mit einem Bisphosphonat.

▮ Kommentar

Die Leitlinien zur Glucocorticoid-induzierten Osteoporose können den klinisch tätigen Arzt bei der Therapieentscheidung unterstützen. Hervorzuheben ist insbesondere die niedrige Interventionsschwelle bei Patienten, die mit einer Glucocorticoidtherapie neu beginnen. Allen Patienten sollte mit Beginn der Glucocorticoidtherapie eine Knochendichtemessung zur Risikoabschätzung empfohlen werden. Dies ist derzeit keine GKV-Leistung und dennoch gut begründbar. Auch die unter Mitarbeit vieler Selbsthilfegruppen erstellten Patientenleitlinien unterstützen dieses Vorgehen, hierauf kann im Gespräch mit den Patienten verwiesen werden.

Die Leitlinien sind aufgrund der strengen Orientierung an der ‚Evidence based medicine' ferner eine gute Grundlage, um auch im Rahmen von Regressforderungen zu argumentieren.

Die Leitlinien können und sollen den Arzt nicht in seiner Therapiefreiheit einschränken. Sie stellen lediglich dar, für welche Situationen aufgrund der aktuellen Datenlage weitgehend generalisierbare Empfehlungen gegeben werden können. Wenn aufgrund der individuellen Situation eines Patienten ein anderes Vorgehen ärztlich angezeigt ist, wird dies durch die Leitlinien keinesfalls verhindert. Lediglich eine ausreichende Begründung wird für diese Fälle zu fordern (und zu dokumentieren) sein.

Unbefriedigend bleibt die Situation in Bezug auf die Interventionsempfehlungen bei prämenopausalen Frauen sowie bei Männern ebenso wie bei Patienten, die Frakturen trotz hoher Knochendichtewerte erleiden. Die Tatsache, dass Studien fehlen, die die Wirksamkeit spezifischer Interventionen bei diesen Patientengruppen belegen, heißt schließlich nicht, dass die Therapie prinzipiell unwirksam wäre.

5 Schmerztherapie der Osteoporose im Konzept der neuen Leitlinien

Klaus M. Peters

Aus methodischen, aber auch aus ethischen Gründen sind zur Schmerztherapie der Osteoporose kaum Ergebnisse aus randomisierten kontrollierten Studien verfügbar. Die Schmerztherapie bei Osteoporose besitzt daher nur Empfehlungsgrad D. Eine suffiziente Schmerzbekämpfung ist eine entscheidende Voraussetzung für die möglichst frühzeitige Mobilisierung des Patienten insbesondere bei osteoporotischen Wirbelfrakturen. Mangels spezifischer Daten gelten für den Osteoporoseschmerz im Wesentlichen die Empfehlungen zur Bekämpfung des Tumorschmerzes nach dem WHO-Stufenschema (Tabelle 8).

Phasengerechte Schmerztherapie

In den DVO-Leitlinien wird für die Behandlung postmenopausaler Frauen mit gesicherten osteoporotischen Wirbelfrakturen eine Unterscheidung in Akutphase, subakute Phase sowie chronische Phase vorgenommen.

Ziel der Schmerztherapie in der **Akutphase** ist die Schmerzlinderung sowie die möglichst rasche Mobilisierung. Bei starken Schmerzen empfiehlt sich ggf. schon primär die Kombinationsbehandlung aus einem Analgetikum der WHO-Stufe III mit einem der Stufe I, ergänzt durch ein niedrig dosiertes Antidepressivum (z. B. Amitriptylin) oder ein Muskelrelaxans (z. B. Tetrazepam). Bei multiplen Wirbelfrakturen hat sich zudem der Einsatz elastischer Stützmieder bewährt. Eine weitere Differenzierung hinsichtlich einer Stützmiederversorgung wird in den Leitlinien nicht ausgeführt.

In der **subakuten Phase** werden eine Zunahme der Mobilisierung der Patientin, die Krankheitsverarbeitung sowie die optimale Therapieeinstellung angestrebt. Die in der Akutphase begonnene Schmerztherapie sollte konsequent fortgeführt werden; ggf. kann sie auf ein Analgetikum reduziert werden.

Befindet sich die postmenopausale Frau mit gesicherten osteoporotischen Wirbelfrakturen bereits in der **chronischen Phase,** sind die Therapieziele die Verhinderung weiterer Frakturen sowie die Aufrechterhaltung oder Verbesserung der bestehenden Mobilität, um die Funktionsfähigkeit im Alltag und somit die Lebensqualität zu erhalten. In der chronischen Phase sollten Analgetika möglichst der WHO-Stufe I und/oder Antidepressiva wie Amitriptylin, Doxepin, Clomipramin oder Muskelrelaxanzien, insbesondere solche mit analgetischer Wirkung wie z. B. Flupirtin, zum Einsatz kommen. Bei der Gabe zentral wirksamer Substanzen ist das möglicherweise erhöhte Sturzrisiko der Patienten zu berücksichtigen.

Unterstützend zur pharmakologischen Schmerztherapie können physikalische Maßnahmen wie lokale Kälte- bzw. Wärmebehandlungen, Reizstromapplikationen, Moorpackungen und Bäder eingesetzt werden.

Tabelle 8. Stufenschema der WHO zur Schmerztherapie

▎ Stufe I:	Nichtopioide wie Metamizol, Paracetamol, ASS, NSAR
▎ Stufe II:	schwache Opioide wie DHC, Tilidin, Naloxon, Tramadol
▎ Stufe III:	Opiate wie Morphinsulfat, Oxycodon, Hydromorphon, Buprenorphin, Fentanyl

Ebenso sind leichte Streichmassagen möglich. Kräftige Massagen sind bei bestehenden Wirbelfrakturen hingegen kontraindiziert. Weiterhin sollten Entspannungstechniken (z.B. progressive Muskelrelaxation nach Jacobson) erlernt werden. Ein günstiger Effekt körperlicher Trainingsprogramme zur Verhinderung neuer Frakturen ist nicht erwiesen, wohl aber werden körperliche Funktionsfähigkeit, Befindlichkeit und Lebensqualität günstig beeinflusst.

Schmerzdifferenzierung

Für die Beurteilung des Schmerzes bei Osteoporose ist seine Differenzierung wichtig. Myofasziale Schmerzen aufgrund von Fehlstatik, Fehlhaltung und Fehldynamik, die sich durch Hypertonus und Druckschmerz der betroffenen Muskulatur auszeichnen, sind von ossären Schmerzen aufgrund von Wirbelkörpersinterungen und -frakturen zu unterscheiden. Letztere äußern sich als Klopf- und/oder Druckschmerz der betroffenen Wirbelkörper.

Myofasziale Schmerzen sind häufig durch eine medikamentöse Schmerztherapie – unabhängig ob oral oder transdermal – nur schlecht beeinflussbar. Hier empfehlen sich neuraltherapeutische Verfahren, z.B. mit 0,5%igem Carbostesin oder 1%igem Procain. Ebenso sollten geschwächte Muskelgruppen (vor allem Bauch- und Gesäßmuskeln) gekräftigt und verkürzte Muskeln (vor allem M. pectoralis, M. iliopsoas) gedehnt werden. Bei therapieresistenten myofaszialen Schmerzen kann auch eine Stützmiederversorgung sehr hilfreich sein.

In den Leitlinien zur Osteoporose des älteren Menschen sowie zur Glucocorticoid-induzierten Osteoporose befinden sich keine weiteren Aussagen zur Schmerztherapie.

6 Weiterentwicklung der Leitlinien und neue Therapieoptionen

Ulrich Deuss, Klaus M. Peters

Die rasche Weiterentwicklung des Wissens um die Diagnostik und Therapie der Osteoporose macht eine regelmäßige Aktualisierung der Leitlinien erforderlich. So ist eine erste Überarbeitung 18 Monate nach der Veröffentlichung der Erstfassung der Leitlinien geplant. Der strukturelle Ablauf entspricht dabei dem Erstentwurf, so dass auch bei den Überarbeitungen für alle die Möglichkeit der Mitgestaltung der Leitlinien über deren Homepage www.bergmannsheil.de/leitlinien-dvo besteht.

So ist in der Zwischenzeit Teriparatid als neue Behandlungsoption der Osteoporose zugelassen worden und wird in den überarbeiteten Leitlinien ausführlich dargestellt und bewertet werden. Im Folgenden soll deshalb bereits ein kurzer Überblick über Teriparatid und dessen klinischen Einsatz gegeben werden.

Eine weitere therapeutische Alternative wird Strontiumranelat darstellen, das Anfang 2005 eingeführt werden soll. Die Zulassung wird für Herbst 2004 erwartet. Auch auf diesen Wirkstoff wird hier eingegangen.

Schließlich befindet sich mit Lasofoxifen ein selektiver Östrogenrezeptor-Modulator der nächsten Generation in der klinischen Erprobung.

Parathormon und Knochenstoffwechsel

Parathormon (PTH) wird in den Nebenschilddrüsen gebildet und ist ein wichtiger Regulator des Kalziumspiegels. Das humane PTH besteht aus einer einzigen Polypeptidkette mit 84 Aminosäuren. Seine drei Hauptwirkungen sind die Senkung der renalen Kalziumclearance, die Stimulation der Produktion von 1,25 $(OH)_2$-Vitamin D sowie die Erhöhung der Kalziumfreisetzung aus dem Knochen mit dem Resultat einer Steigerung des Serumkalziumspiegels. Doch bereits um 1920 mehrten sich die wissenschaftlichen Hinweise, dass PTH auch einen anabolen Effekt auf das Skelett ausüben kann.

Nachdem gesichert war, dass die biologische Aktivität über die ersten 34 N-terminalen Aminosäuren des humanen PTH vermittelt wird, stand ab 1974 synthetisches humanes Parathormon zur Verfügung. 1980 behandelten Reeve et al. erstmals im Rahmen einer klinischen Studie Osteoporosepatienten mit hPTH(1-34). Das trabekuläre Knochenvolumen am Beckenkamm stieg dabei um 70% gegenüber dem mittleren Ausgangswert.

Während die kontinuierliche Gabe von Parathormon zu einer signifikanten Stimulation der Osteoklastenaktivität führt, ohne dass ein Effekt auf Osteoblasten ausgeübt wird, hat die intermittierende Gabe von PTH praktisch keinen Effekt auf die Osteoklasten, jedoch einen signifikant stimulierenden Effekt auf Osteoblasten. Die intermittierende Behandlung mit Parathormon erhöht die Anzahl und Aktivität der Osteoblasten und die Knochenneubildung. Diese Wirkung ist offenbar auf eine Aktivierung der auf der Knochenoberfläche ruhenden inaktiven Osteoblasten, den Endostzellen, zurückzuführen. Außerdem wird wohl auch die Lebensdauer reifer Osteoblasten durch Verhinderung der Apoptose erhöht.

Teriparatid im klinischen Einsatz

In einer groß angelegten prospektiven, randomisierten Doppelblindstudie an 1637 postmenopausalen Frauen mit Wirbelkörperfrakturen konnte gezeigt werden, dass die tägliche subkutane Gabe von 20 µg rhPTH- (1-34) (Teriparatid, Forsteo®) über im Durchschnitt 21 Monate das Risiko neuer Wirbelkörperfrakturen signifikant senkt. Dabei werden insbesondere mittelschwere und schwere neue Wirbelkörperfrakturen verhindert. Interessant scheint auch die Tatsache, dass bis zu 31 Monate nach Beendigung der Therapie mit Teriparatid weiterhin signifikant weniger Wirbelkörperfrakturen beobachtet wurden. Auch das Risiko extravertebraler Frakturen wurde vermindert.

Während der Studie wurde im Durchschnitt ein Anstieg der Knochendichte an der Lendenwirbelsäule um 9,7% gemessen. 3D-Mikro-CT-Strukturanalysen ergaben eine Erhöhung der trabekulären Vernetzung, des Spongiosavolumens und der Kortikalisdicke.

An Nebenwirkungen wurde gelegentlich eine transiente Erhöhung des Serumkalziums beobachtet, außerdem kam es im Vergleich zu Plazebo etwas vermehrt zu Wadenkrämpfen. Kopfschmerzen und Übelkeit waren nur unter höherer Dosierung signifikant häufiger.

Die ursprünglich für drei Jahre geplante Studie wurde frühzeitig beendet, nachdem bei Toxizitätsuntersuchungen an Ratten mit Teriparatid vermehrt Osteosarkome beobachtet wurden. Ähnliche Ergebnisse bei anderen Spezies oder beim Menschen wurden nicht beobachtet. Dabei ist sicherlich zu bedenken, dass bei den Ratten eine praktisch lebenslange Gabe des Präparates in sehr hoher Dosierung erfolgte. Wahrscheinlich kann die unterschiedliche Physiologie des Rattenknochens, wie beispielsweise lebenslang offene Epiphysenfugen, für das erhöhte Auftreten von Osteosarkomen verantwortlich gemacht werden. Andere Malignome mit einer sehr hohen Dichte an PTH-Rezeptoren wie z. B. Tumoren der Niere oder der Brustdrüse wurden nicht vermehrt beobachtet.

Wenngleich in klinischen Studien bei keinem Patienten ein Osteosarkom beobachtet wurde, ist aufgrund dieser Daten die Gabe von Teriparatid auf eine maximale Dauer von 18 Monaten beschränkt. Verabreicht werden 20 µg einmal täglich subkutan zur Behandlung der manifesten Osteoporose bei postmenopausalen Frauen.

Bevorzugt eingesetzt werden sollte die für den Patienten aufwendige und kostenintensive Therapie bei postmenopausalen Frauen, bei denen es unter einer laufenden Behandlung zu mindestens zwei neuen Frakturen gekommen ist oder zu mindestens einer neuen Fraktur und einem relevanten Abfall der Knochendichte. Darüber hinaus kann eine Behandlung bei postmenopausalen Frauen mit multiplen Frakturen und stark erniedrigter Knochendichte sinnvoll sein, wenn durch eine osteoanabole Therapie ein günstigerer Effekt als durch eine antiresorptive Behandlung zu erwarten ist.

Kontraindikationen für die Gabe von Teriparatid sind jede ungeklärte Erhöhung der alkalischen Phosphatase, andere metabolische Knochenkrankheiten wie Hyperparathyreoidismus und Morbus Paget, vorausgegangene Strahlentherapie des Skeletts, vorbestehende Hyperkalzämie und schwere Niereninsuffizienz.

Strontium und Knochenstoffwechsel

Für Strontium, das mit Calcium chemisch eng verwandt ist, konnten sowohl resorptionshemmende als auch anabole Wirkungen am Knochengewebe nachgewiesen werden. So stimulierte Strontiumranelat, ein Di-Strontium-Salz, in Zellkulturen von Ratten die Replikation präosteoblastischer Zellen und die Kollagensynthese. An Mäuseosteoklasten konnte eine Hemmung der knochenresorbierenden Aktivität, an Hühnerosteoklasten eine Hemmung der Differenzierung durch Strontiumranelat erreicht werden. Eine Langzeitbehandlung mit Strontiumranelat über 2 Jahre führte bei Ratten dosisabhängig zu einer Zunahme der Widerstandsfähigkeit des Knochens, der Knochendichte und des Knochenvolumens. Sowohl Kurzzeit- als auch Langzeitstudien, in denen das Skelett gesunder Ratten und Mäuse biochemisch und histomorphometrisch untersucht wurde, haben gezeigt, dass Strontium keine toxischen Wirkungen auf Knochenzellen oder die Knochenmineralisation entfaltet, wenn es (als Chlorid) in Konzentrationen von weniger als 1% der Nahrung zugeführt wird. In hohen Dosen kann Strontium hingegen durch eine gestörte Knochenmineralisation und Veränderungen des Mineralprofils zu Skelettanomalien führen.

Strontiumranelat im klinischen Einsatz

Mit Strontiumranelat steht somit erstmals ein oral einsetzbares Medikament in der Osteoporosetherapie zur Verfügung, das gleichzeitig die Knochenbildung stimuliert und die Knochenresorption vermindert. Die chemische Formulierung als Ranelat gewährleistet eine hohe Bioverfügbarkeit des Strontiums. Strontiumranelat ist täglich zwei Stunden nach dem Abendessen bzw. vor dem Schlafengehen einzunehmen.

In großen internationalen, multizentrischen, prospektiven Phase III-Studien wurde die Wirksamkeit von Strontiumranelat gegen vertebrale und nicht-vertebrale Frakturen bei Frauen mit postmenopausaler Osteoporose untersucht.

In SOTI (Spinal Osteoporosis Therapeutic Intervention) erhielten Frauen mit postmenopausaler Osteoporose 2 g Strontiumranelat pro Tag oral bzw. Plazebo über einen Behandlungszeitraum von drei Jahren. Zielkriterium von SOTI war eine Senkung der Inzidenz von weiteren Wirbelfrakturen. Beide Patientengruppen erhielten zusätzlich Calcium und Vitamin D. 87,5% der Frauen hatten vor Beginn der Studie bereits mindestens eine Wirbelfraktur erlitten. In der mit Strontiumranelat behandelten Gruppe sank das relative Risiko für Wirbelfrakturen nach 1- bzw. 3-jähriger Behandlung im Vergleich zur Plazebogruppe signifikant um 49% bzw. 41%. Unter der Strontium-Behandlung kann es einerseits zu einem Anstieg des Serumspiegels der alkalischen Knochenphosphatase als Knochenformationsmarker, andererseits zu einem Abfall des CTX-Serumspiegels als Knochenresorptionsmarker kommen, was eine Entkopplung des Knochenstoffwechsels unter der Strontiumtherapie bestätigt.

In TROPOS (Treatment of Peripheral Osteoporosis) wurde die Wirksamkeit von 2 g Strontiumranelat hinsichtlich der Senkung der Inzidenz von nicht-vertebralen Frakturen untersucht. Die Behandlungsdauer betrug ebenfalls 3 Jahre. 38,6% der Patientinnen mit postmenopausaler Osteoporose hatten mindestens eine vorangegangene nicht-vertebrale Fraktur. In der Strontiumranelat-Gruppe kam es zu einer Abnahme des relativen Risikos für eine oder mehrere nicht-vertebrale Frakturen um 16%. Betrachtet man isoliert hüftgelenknahe Frakturen, konnte unter Strontiumranelat eine Abnahme des relativen Risikos um 41% erreicht werden, wenn die Patientinnen Strontiumranelat mindestens in den ersten 18 Monaten der Studie eingenommen hatten.

Strontiumranelat ist gut verträglich, lediglich das Auftreten von Diarrhöen war mit 6,2% in der Therapiegruppe signifikant höher als in der Plazebogruppe.

7 Fallbeispiele

Patient 1

Anamnese

Eine 69-jährige Patientin stellt sich zur Abklärung ihres Osteoporoserisikos vor, da bei Mutter, Großmutter, Schwester und Cousine eine Osteoporose diagnostiziert worden sei. Subjektiv fühlt sich die Patientin gesund, wesentliche Vorerkrankungen werden verneint. Bislang keine pathologischen Frakturen, in den letzten 12 Monaten kein Sturz. Menopause mit 50 Jahren, bis vor 3 Monaten Hormonersatztherapie.

Klinik

69-jährige, 170 cm (anamnestisch maximal 174 cm) große, 56 kg schwere Frau, BMI 19,7, der körperliche Untersuchungsbefund ist regelrecht.

Labor

❚ BSG	4/8 mm n. W.
❚ Leukozyten	4,0/nl
❚ Erythrozyten	3,97/pl
❚ Hämoglobin	12,6 g/dl
❚ Hämatokrit	38 %
❚ Thrombozyten	308/nl
❚ Differenzialblutbild	unauffällig
❚ Calcium	2,42 mmol/l
❚ Phosphat	4,15 mg/dl
❚ alkalische Phosphatase	80 U/l
❚ Kreatinin	0,9 mg/dl
❚ γ-GT	10 U/l
❚ TSH	0,942 µU/ml
❚ Elektrophorese	unauffällig

Röntgen

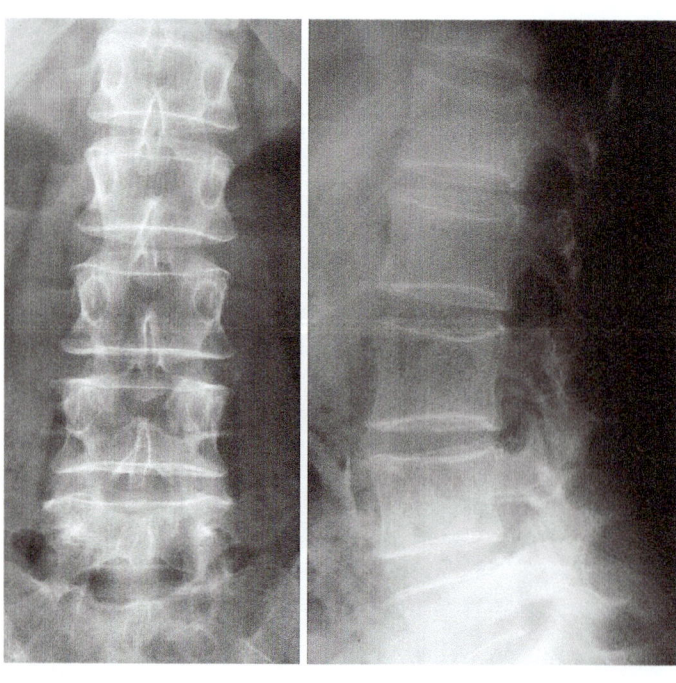

LWS a.p. und seitlich

DXA

AP Wirbelsäule Knochendichte

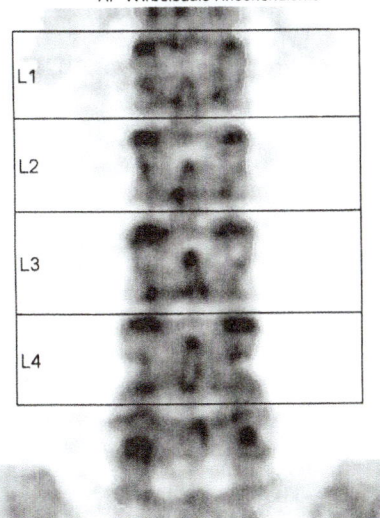

Bereich	BMD[1] (g/m²)	Junge Erw.[2] T-Wert	Altersvergl.[3] Z-Wert
L1	0,800	−2,7	−1,0
L2	0,792	−3,4	−1,7
L3	0,846	−3,0	−1,2
L4	0,946	−2,1	−0,4
L1–L2	0,796	−3,0	−1,2
L1–L3	0,815	−3,0	−1,2
L1–L4	0,851	−2,7	−1,0
L2–L3	0,821	−3,2	−1,4
L2–L4	0,865	−2,8	−1,1
L3–L4	0,896	−2,5	−0,8

Referenz: L2-L4

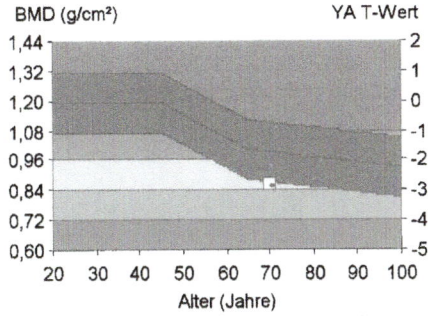

Befunde

Röntgen

LWS a.-p. und seitlich: Fünfgliedriger Aufbau der LWS, verminderte Lordosierung, leicht vermehrte Konkavität der Grund- und Deckplatten von LWK 1, LWK 2 und LWK 3, noch keine Sinterungsfrakturen.

DXA

T-Score L1–L4: –2,7.

Beurteilung: Osteoporose.

Welche Konsequenzen ergeben sich aus den vorliegenden Befunden?

▮ Welche Diagnose stellen Sie?

▮ Wie interpretieren Sie den Fall laut dem Case Finding der DVO-Leitlinie?

▮ Was sind die Therapieziele?

▮ Welche therapeutischen Maßnahmen ergreifen Sie?

Diagnose

Postmenopausale Osteoporose ohne pathologische Fraktur

Einordnung in die DVO-Leitlinien

An der Wirbelsäule liegt ein T-Score von < –2,5 vor, was mit fehlenden anamnestischen Hinweisen auf eine Fraktur sowie auch regelrechtem Röntgenbefund für eine präklinische postmenopausale Osteoporose spricht. Eine sekundäre Osteoporose wurde anamnestisch, klinisch und laborchemisch ausgeschlossen.

Bei der Patientin liegt eine ausgeprägte familiäre Belastung für Osteoporose vor, diese ist nach den Leitlinien des DVO jedoch nicht als ausgeprägter Risikofaktor zu bewerten. Die Abnahme der Körpergröße um 4 cm ist bei regelrechtem Röntgenbefund und fehlenden klinischen Hinweisen auf eine frische Fraktur auch nicht als hoher Risikofaktor zu bewerten. Entscheidend ist jedoch, dass bei der Patientin mit einem BMI < 20 ein chronisches Untergewicht besteht, das sie als Hochrisikopatientin klassifiziert und damit, neben den allgemeinen Empfehlungen zur Osteoporosetherapie, die Indikation für eine spezielle Pharmakotherapie darstellt.

Therapie

Therapieziel

Verhinderung der ersten pathologischen Fraktur.

Therapeutische Maßnahmen

Der Patientin wurden Ratschläge zur Optimierung der Ernährung bezüglich des Calciums gegeben; sie nimmt ferner regelmäßig an einem Sportprogramm für Osteoporosepatienten teil.

Als spezielle Pharmakotherapie wurde eine Behandlung mit Risedronat 35 mg einmal pro Woche eingeleitet, da dies von der sonst gesunden Patientin wegen der Einnahmemodalitäten bevorzugt wurde.

Kommentar

Als spezielle Pharmakotherapie kommt nach den Leitlinien alternativ eine Behandlung mit

▐ Alendronat 10 mg/Tag bzw. 70 mg/Woche oder

▐ Risedronat 5 mg/Tag bzw. 35 mg/Woche oder

▐ Raloxifen 60 mg/Tag

in Frage.

Jeweils zusätzlich sollten 500–1000 mg Calcium und 400–800 IE Cholecalciferol p. o. täglich nach Bedarf verabreicht werden.

Patient 2

Anamnese

78-jährige Patientin mit Morbus Parkinson und einer seit 2 Jahren bekannten Osteoporose. Medikamentöse Therapie mit Etidronat, Calcium und Vitamin D. Röntgenaufnahme der Wirbelsäule bei Erstdiagnose ohne Frakturnachweis. Aktueller Vorstellungsgrund waren zunehmende Schmerzen im gesamten Rücken. Etwa 2 Monate zuvor war die Patientin die letzten Stufen einer Treppe herabgestürzt.

Klinik

78-jährige, 161 cm (–5 cm) große und 59 kg schwere Patientin in reduziertem Allgemeinzustand. Hyperkyphosierung der BWS. Kein Tannenbaumphänomen. Diffuser Klopfschmerz über den Dornfortsätzen der gesamten BWS und LWS. Paravertebraler Muskeltonus erhöht. Kleinschrittiger, unsicherer Gang bei Morbus Parkinson.

Labor

▋ BSG
▋ Blutbild
▋ Calcium
▋ anorganisches Phosphat
▋ alkalische Phosphatase
▋ Kreatinin
▋ γ-GT
▋ GPT
▋ TSH basal
▋ Immunelektrophorese

Alle Werte unauffällig.

Röntgen

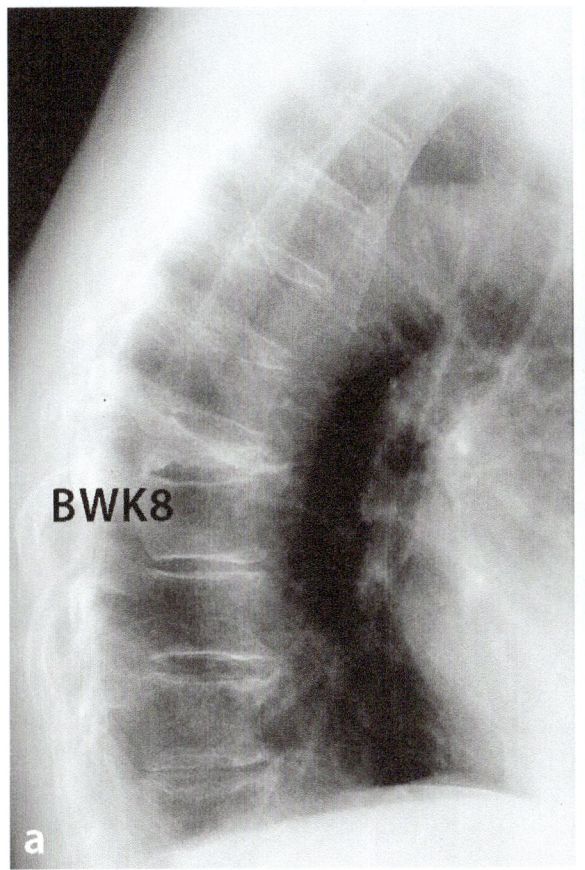

BWS seitlich

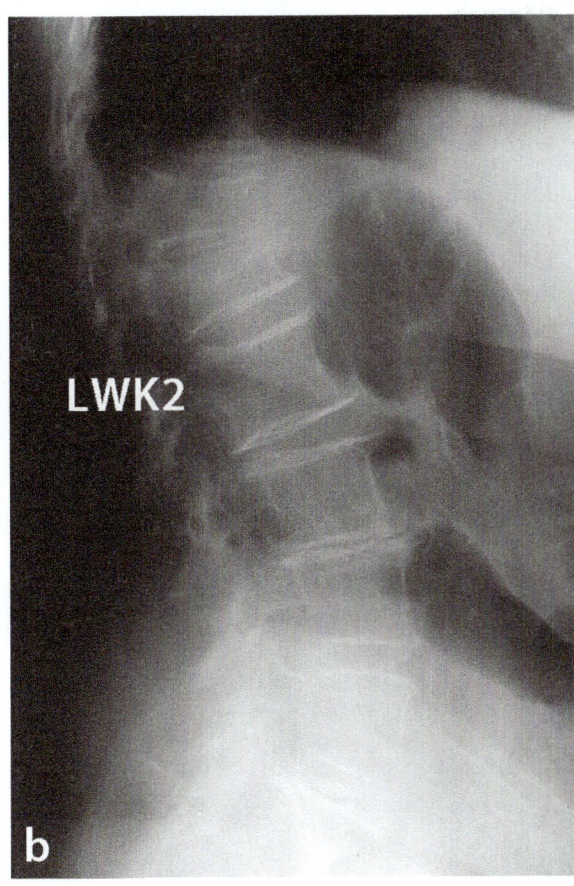

LWS seitlich

DXA

Hologic QDR 1000		
Region	KMD	T-Score
Hals	0,503	−3,91
Trochanter	0,355	−4,08
Inter	0,646	−3,58
Gesamt	0,523	−3,77
Ward's	0,335	−4,19

Befunde

Röntgen

BWS seitlich: Keilförmige Kompression von BWK 7. Form und Höhe der übrigen Brustwirbelkörper regelrecht.

LWS seitlich: Vermehrte Lordosierung der LWS, deutlicher Deckplatteneinbruch von LWK 1 sowie Fischwirbel BWK 12. Betonung der Rahmenstruktur aller dargestellten Wirbelkörper. Deutliche Höhenminderung des Intervertebralraums LWK 3/LWK 4. Beginnende Verkalkungen in Projektion auf die Aorta abdominalis.

DXA

T-Score total Femur: –3,77.

Beurteilung: Osteoporose.

Welche Konsequenzen ergeben sich aus den vorliegenden Befunden?

∎ Welche Diagnose stellen Sie?

∎ Wie interpretieren Sie den Fall laut dem Case Finding der DVO-Leitlinie?

∎ Was sind die Therapieziele?

∎ Welche therapeutischen Maßnahmen ergreifen Sie?

Diagnose

Osteoporose der älteren Frau mit Frakturen von BWK 7, BWK 12 und LWK 1.

Einordnung in die DVO-Leitlinien

Osteoporose bei Frauen im höheren Lebensalter (>75 Jahre).

Bei der Patientin war bereits eine Osteoporose bekannt, und sie wurde auch schon entsprechend medikamentös behandelt. Indikation für die erneute Untersuchung waren eine Exazerbation der Schmerzen, eine vermehrte Sturzneigung sowie eine Größenabnahme von ca. 5 cm.

Therapie

Therapieziel

Vermeidung weiterer Frakturen.

Therapeutische Maßnahmen

Die Bisphosphonattherapie wurde umgestellt auf Risedronat 35 mg einmal wöchentlich. Die Supplementierung von 1000 mg Calcium und 800 IE Vitamin D pro Tag wurde beibehalten. Als Analgetikum erhielt die Patientin 3-mal 50 mg eines retardierenden Tilidinpräparates. Zum kurzzeitigen Gebrauch wurde eine Osteomed-Orthese verordnet. Ein besonderer Schwerpunkt der krankengymnastischen Betreuung war das Geh- und Koordinationstraining.

Kommentar

Etidronat gehört laut Leitlinien bei der senilen Osteoporose aufgrund der schlechteren Evidenzlage nicht zu den Medikamenten der ersten Wahl. Statt Risedronat hätte alternativ auch Alendronat eingesetzt werden können. Raloxifen wäre dagegen in diesem Fall als weniger geeignet anzusehen, da aufgrund der erhöhten Sturzneigung gerade auch ein hohes Risiko für extravertebrale Frakturen besteht. Hier ist die frakturverhütende Wirkung von Raloxifen nicht ausreichend belegt.

Das Risiko für weitere Frakturen ist bei dieser Patientin sicher nicht nur durch die Knochendichte determiniert, sondern ganz entscheidend auch davon abhängig, ob es in Zukunft gelingt, Stürze zu verhindern. Hierauf muss bei der Aufklärung und bei der krankengymnastischen Behandlung besonders eingegangen werden.

Patient 3

Anamnese

Die 68-jährige Patientin berichtete über seit Jahren zunehmende Gelenkbeschwerden insbesondere an Knie und Wirbelsäule. Seit Erwachsenenalter asthmatoide Bronchitis bei weiter bestehendem Nikotinabusus. Steroidbehandlung in wechselnden Dosen (im Mittel 5–7,5 mg Prednisolon). Vor 6 Jahren habe sie eine Stauchungsfraktur des distalen linken Unterarms erlitten.

Labor

- BSG 66/74 mm
- Calcium 2,37 mmol/l
- Phosphat 3,17 mg/dl
- Kreatinin 0,74 mg/dl
- alkalische Phosphatase 116 U/l
- CRP < 5,0 mg/l
- Hb 144 g/l
- Leukozyten $5,6 \cdot 10^3/\mu l$
- Thrombozyten $334 \cdot 10^3/\mu l$
- Osteocalcin 37 ng/ml.

Klinik

68-jährige Frau, Größe 156 cm, Gewicht 43 kg, guter Allgemeinzustand. Betonte Lendenlordose, Klopfdolenz der Dornfortsätze im BWS-Abschnitt sowie dorsolumbalen Übergang. Regelrechter paravertebraler Muskeltonus.

DXA

Hologic QDR 1000		
Region	BMD	T-Score
L1	0,553	−3,38
L2	0,612	−3,78
L3	0,579	−4,59
L4	0,691	−3,86
L1–L4	0,615	−3,93

Röntgen

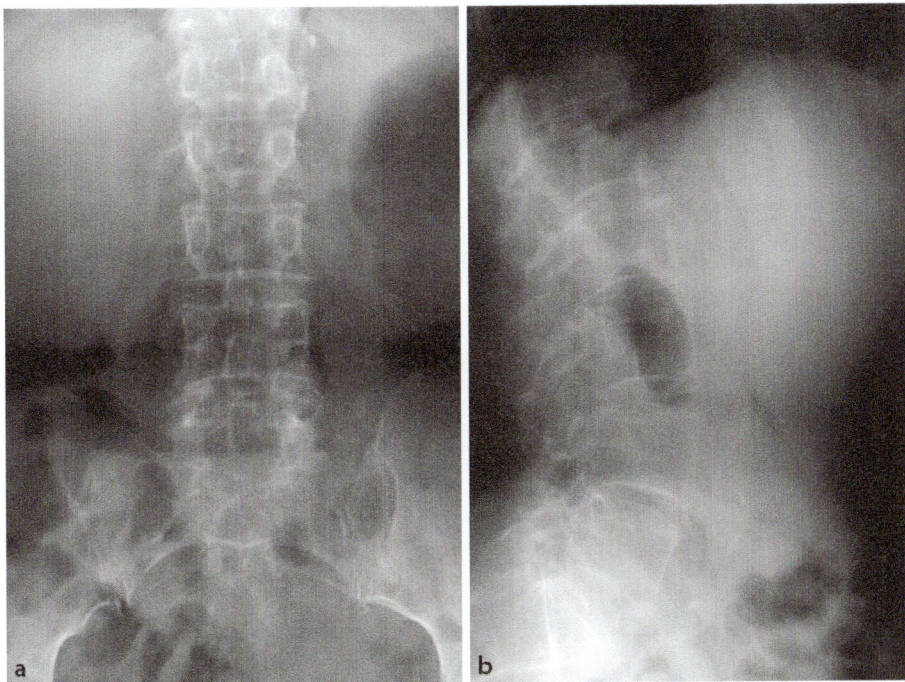

LWS a.-p. und seitlich

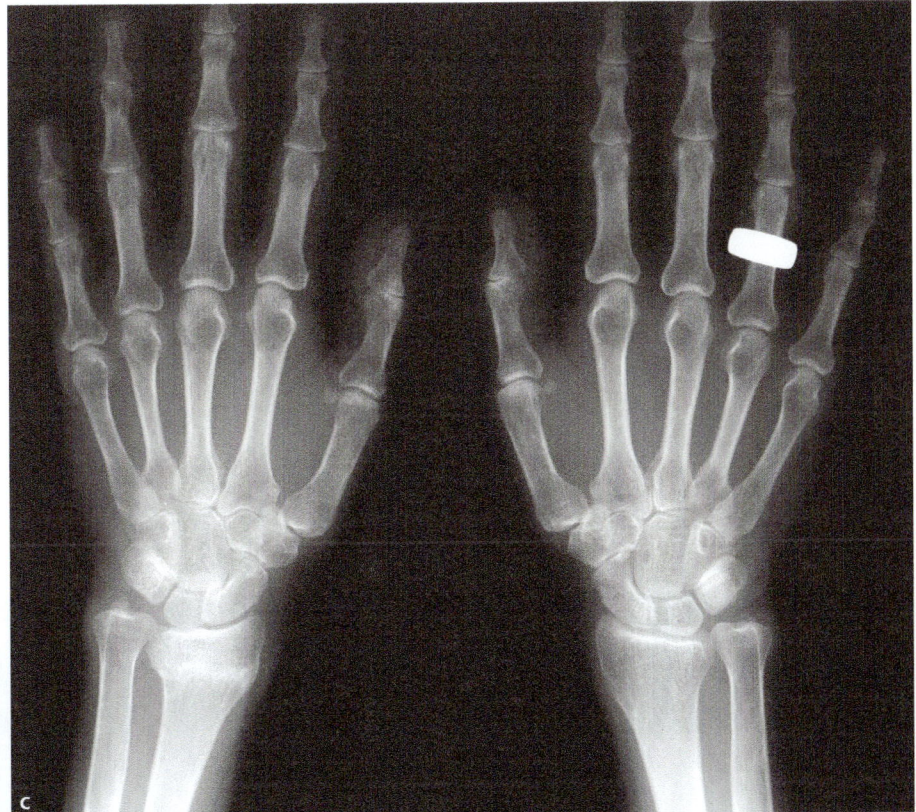

Beide Hände a.-p.

Befunde

Röntgen

LWS a.-p. und seitlich: Fünfgliedriger Aufbau der LWS, erhöhte Strahlentransparenz der Lendenwirbelkörper, Betonung der Längstrabekel. Deutliche Grund- und Deckplatteneindellung von LWK 3 und LWK 4, Höhenminderung von BWK 12.

Beide Hände a.-p.: Vollständig durchbaute Radiusfraktur links.

DXA

T-Score L1–L4: –3,93.

Beurteilung: Osteoporose.

Welche Konsequenzen ergeben sich aus den vorliegenden Befunden?

▌ Welche Diagnose stellen Sie?

▌ Wie interpretieren Sie den Fall laut dem Case Finding der DVO-Leitlinie?

▌ Was sind die Therapieziele?

▌ Welche therapeutischen Maßnahmen ergreifen Sie?

Diagnose

Glucocorticoid-induzierte Osteoporose mit Frakturen von BWK 12 und distalem Unterarm bei chronisch obstruktiver Atemwegserkrankung („COPD").

Einordnung in die DVO-Leitlinien

Glucocorticoid-induzierte Osteoporose.

Indikation für die Abklärung der Patientin war die Steroideinnahme seit mindestens 6 Monaten („prävalenter Fall").

DXA-Messung an der Wirbelsäule, da < 75 Jahre alt.

Therapie

Therapieziele

Vermeidung weiterer Wirbelkörperfrakturen sowie weiterer peripherer Frakturen, Schmerzreduktion.

Therapeutische Maßnahmen

Bei der Glucocorticoid-induzierten Osteoporose und laufender Steroidbehandlung ist eine Therapie ab einem DXA-T-Score < −2,5 wissenschaftlich ausreichend belegt. (Bei stattgehabter Fraktur T-Score < −1,0.)

Die Patientin erhielt Etidronat 400 mg über 14 Tage und anschließend eine Basistherapie Calcium 500 mg + 400 IE Cholecalciferol über 76 Tage in zyklischer Wiederholung.

Eine Kontrolle der DXA-Knochendichtemessung erfolgte nach 2 Jahren.

Es waren keine weiteren Frakturen aufgetreten, die Knochendichte stieg allerdings nicht an. (L1–L4: 0,616 g/cm^2, T-Score −3,92).

Kommentar

Laut DVO-Leitlinie ist alternativ die Gabe von Risedronat 5 mg pro Tag möglich. Inzwischen hat auch Alendronat in der Dosierung von 10 mg die Zulassung für die Glucocorticoid-induzierte Osteoporose erhalten.

Patient 4

Anamnese

Eine 65-jährige Frau wird aufgrund von therapieresistenten Schmerzen im Bereich des Rückens, insbesondere lumbal, aber auch im Bereich des Schultergürtels vorgestellt. Sie berichtet, vor ca. 3 Monaten zur Abklärung erhöhter Calciumwerte stationär untersucht worden zu sein. Die Entlassungsdiagnose lautete Hyperkalzämie, am ehesten alimentär, ohne Hinweis für Malignom oder Hyperparathyreoidismus. Röntgendiagnostik, Skelettszintigraphie sowie ein Parathormonwert werden als unauffällig mitgeteilt. Wenige Tage nach Entlassung aus der Klinik Beginn der aktuellen Schmerzsymptomatik beim Aufsetzen aus dem Bett, daraufhin Verordnung von Glucocorticoiden vermutlich unter der Verdachtsdiagnose einer Polymyalgia rheumatica. Im Verlauf auch Gabe eines Bisphosphonats parenteral zur Senkung des Serumcalciums. Etwa 2 Monate später erfolgt eine Röntgenuntersuchung der LWS, wo sich Frakturen bei LWK 3 und LWK 1 zeigten. Eine Röntgenuntersuchung der BWS zeigte weitere Wirbelkörperfrakturen, die sich vor 3 Monaten nicht darstellten.

Begleiterkrankung: Asthma bronchiale, jedoch seit vielen Jahren keine systemische Glucocorticoidtherapie.

Klinik

65-jährige schlanke Patientin (BMI 19). Abgeflachte LWS-Lordose, verstärkte BWS-Kyphose, ausgeprägter Klopfschmerz über der gesamten Wirbelsäule, ebenso Stauchungsschmerz und Thoraxkompressionsschmerz. Beweglichkeit der Wirbelsäule allseits schmerzbedingt eingeschränkt.

Labor

Calcium 2,59 mmol/l (2,15–2,55), Phosphat 0,69 mmol/l (0,87–1,45), alkalische Phosphatase 210 U/l (<160), Eiweiß 7,25 g/dl (6,60–8,70), TSH 0,9 µU/ml (NB 0,3–3,5), Leukozyten $6,3 \cdot 10^9$/l (Lymphozyten 14%, Monozyten 10%, Neutrophile 75%, Eosinophile 1%), Hb 14,5 g/dl, Hkt 44,5%, MCV 88,5 fl, MCH 28,8 pg, Thrombozyten $431 \cdot 10^9$/l). 25-OH-Vitamin D_3 10 ng/ml, intaktes Parathormon 112 pg/ml (NB 20–55).

Röntgen

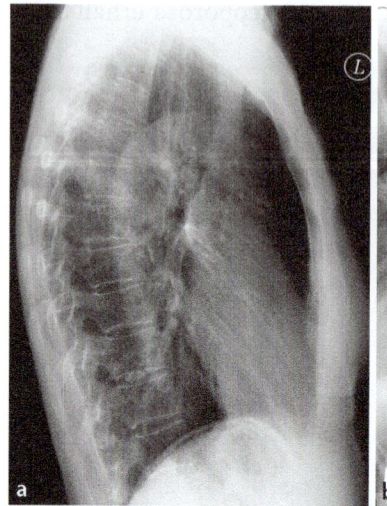 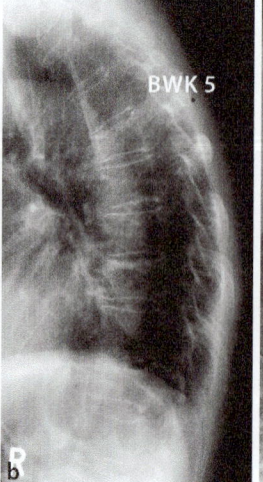 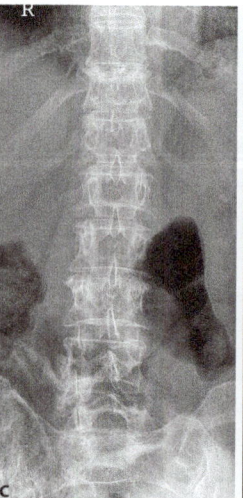 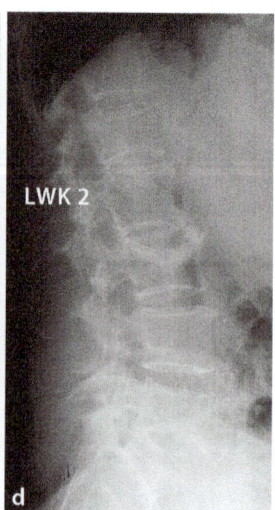

Thorax seitlich   BWS seitlich   LWS a.-p. und seitlich

DXA

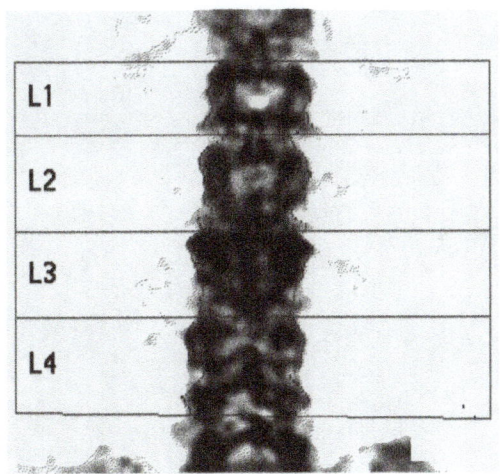

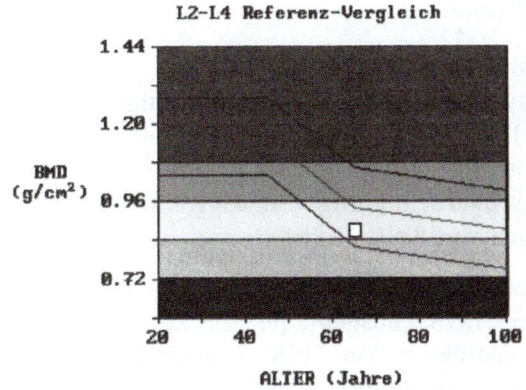

L2-L4 Referenz-Vergleich

Region	BMD[1,7] g/cm²	J-Erwachsene[2] %	T	Altersgemäß[3] %	Z
L2-L4	0.872	73	-2.7	93	-0.6

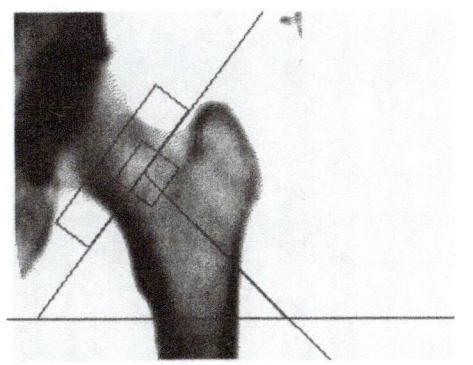

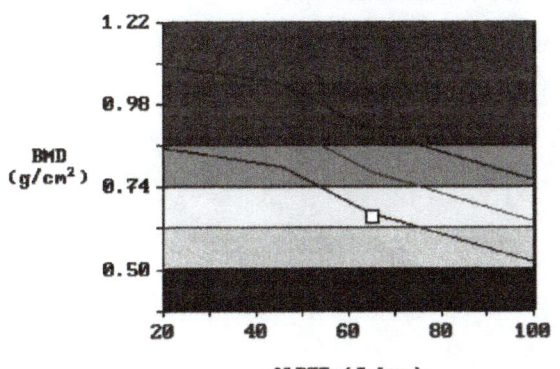

HALS Referenz-Vergleich

Region	BMD[1] g/cm²	J-Erwachsene[2] %	T	Altersgemäß[3] %	Z
HALS	0.652	67	-2.7	84	-1.1

Region	BMD[1] g/cm²	Junge Erwachsene[2] %	T	Altersgemäß[3] %	Z
L1	0.743	66	-3.2	85	-1.1
L2	0.802	67	-3.3	85	-1.2
L3	1.017	85	-1.5	108	0.6
L4	0.809	67	-3.3	86	-1.1
L1-L2	0.777	68	-3.1	87	-0.9
L1-L3	0.863	74	-2.6	95	-0.4
L1-L4	0.847	72	-2.8	92	-0.6
L2-L3	0.909	76	-2.4	97	-0.3
L2-L4	0.872	73	-2.7	93	-0.6
L3-L4	0.904	75	-2.5	96	-0.3

Befunde

Röntgen

BWS seitlich: Im Vergleich zu der 3 Monate zuvor angefertigten Thoraxaufnahme seitlich (a) zeigt sich ein neu aufgetretener Deckplatteneinbruch von BWK 6, BWK 9 sowie eine Fischwirbelbildung von BWK 11, beginnend auch von BWK 12 (b).

LWS a.-p. und seitlich: Fünfgliedriger Aufbau der LWS, ausgeprägte Deckplattenimpressionsfraktur von LWK 3 sowie beginnende Fischwirbelbildungen von LWK 1 und LWK 2.

DXA

T-Score L1–L4: –2,8.

T-Score Femurhals: –2,7.

Bewertung: Osteoporose.

Welche Konsequenzen ergeben sich aus den vorliegenden Befunden?

▊ Welche Diagnose stellen Sie?

▊ Wie interpretieren Sie den Fall laut dem Case Finding der DVO-Leitlinie?

▊ Was sind die Therapieziele?

▊ Welche therapeutischen Maßnahmen ergreifen Sie?

Diagnose

Sekundäre Osteoporose bei primärem Hyperparathyreoidismus.

Als Kofaktoren für die Osteoporose sind der relativ niedrige BMI sowie möglicherweise auch eine (wenngleich bereits mehr als 10 Jahre zurückliegende) Glucocorticoidtherapie sowie ein Vitamin-D-Mangel zu diskutieren.

Einordnung in die DVO-Leitlinien

Allein aufgrund der Hyperkalzämie ist nach den Leitlinien eine weitere Abklärung beim Facharzt indiziert.

Therapie

Therapieziele

Schmerzlinderung. Normalisierung des Calciumstoffwechsels. Vermeidung weiterer Frakturen.

Therapeutische Maßnahmen

Parathyreoidektomie (Nebenschilddrüsenadenom rechts), danach Calcium- und Vitamin-D-Substitution. Seither deutlich reduzierter Analgetikabedarf, Beginn der krankengymnastischen Übungen.

Kommentar

Bemerkenswert ist der lange Verlauf von Symptombeginn bis zur Anfertigung der Röntgenaufnahmen, die die Wirbelkörperfrakturen zeigten. Vermutlich aufgrund der nur kurz zurückliegenden stationären Abklärung wurde dies nicht für nötig gehalten und wurden die Beschwerden, die sich retrospektiv durch die thorakalen und lumbalen Wirbelkörperfrakturen erklären lassen, als Polymyalgia rheumatica fehlgedeutet.

Die Diagnose des primären Hyperparathyreoidismus hätte zumindest als Verdacht bereits in der erstbehandelnden Klinik geäußert werden können, da sich bei einem Serumcalcium von 3,0 mmol/l ein hoch normaler PTH-Wert zeigte. Dagegen ist bei einer alimentären Hyperkalzämie (die in der Regel nur grenzwertig erhöhte Calciumwerte zeigt) ein niedriger Parathormonwert zu erwarten.

Patient 5

Anamnese

75-jährige Rentnerin berichtet über belastungsabhängige Rücken- und Kreuzschmerzen, hingegen kein Ruheschmerz. In den letzten 6 Monaten sei sie zweimal gestürzt, wobei sie sich einmal eine Prellung des Handgelenks, ein anderes Mal eine Steißbeinprellung zugezogen habe. Bisher keine Frakturen.

Befragt nach Voroperationen berichtete sie über eine Hysterektomie 1974 ohne anschließende Hormonsubstitution.

Klinik

75-jährige, 160 cm große und 65 kg schwere Patientin in gutem Allgemein- und Ernährungszustand. Leicht vermehrte thorakale Kyphose. Diskrete lumbale Seitausbiegung der Wirbelsäule. Fingerspitzen-Fußboden-Abstand 10 cm, Zeichen nach Ott 30/33 cm, Zeichen nach Schober 10/15 cm. Mäßiggradiger Hypertonus der langen Rückenstrecker. Kein Tannenbaumphänomen. Iliosakralgelenke beidseits nicht druckschmerzhaft. Lasègue-Zeichen beidseits negativ, keine sensomotorischen Ausfälle im Bereich der unteren Extremitäten.

Labor

Sämtliche bestimmten Laborparameter (BSG, Blutbild, alkalische Phosphatase, γ-GT, Kreatinin, Calcium, Phosphat, Kalium, Natrium, Eiweißelektrophorese, CRP, TSH) lagen im Normbereich.

Röntgen

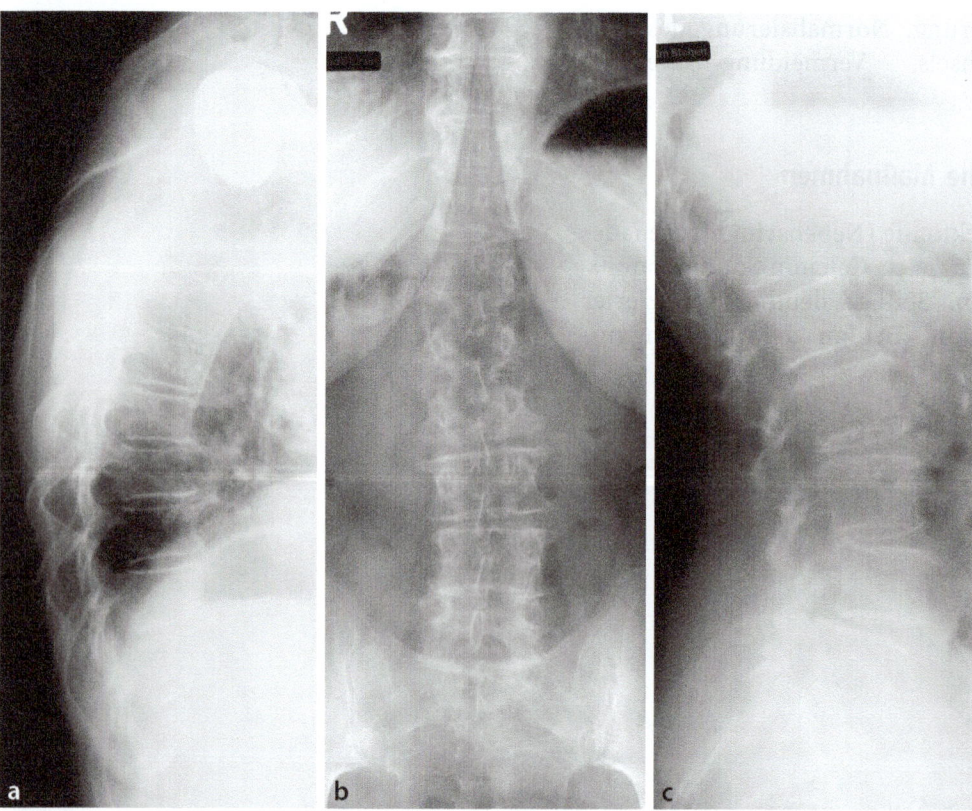

a BWS seitlich b c LWS a.-p. und seitlich

DXA

AP Wirbelsäule Knochendichte

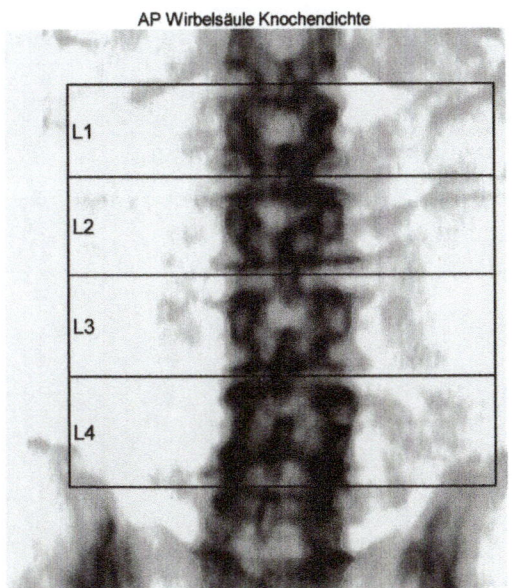

Referenz: L2-L4

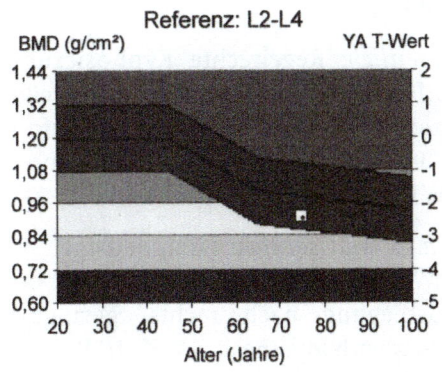

Bereich	BMD[1] (g/cm²)	Junge Erw.[2] T-Wert	Altersvergl.[3] Z-Wert
L1	0,833	-2,5	-0,7
L2	0,892	-2,6	-0,8
L3	0,851	-2,9	-1,1
L4	0,985	-1,8	0,0
L2-L4	0,915	-2,4	-0,6

DualFemur Knochendichte

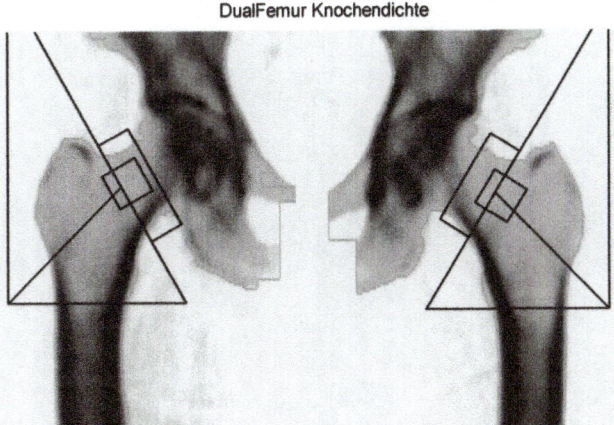

Bild nicht für Diagnosezwecke

Referenz: Gesamt

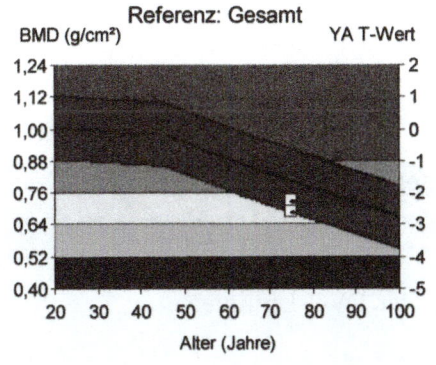

Bereich	BMD[1] (g/cm²)	Junge Erw.[2,7] T-Wert	Altersvergl.[3] Z-Wert
Hals			
Links	0,645	-2,8	-1,0
Rechts	0,665	-2,6	-0,8
Mittelwert	0,655	-2,7	-0,9
Differenz	0,020	0,2	0,2
Gesamt			
Links	0,691	-2,6	-1,0
Rechts	0,735	-2,2	-0,6
Mittelwert	0,713	-2,4	-0,8
Differenz	0,045	0,4	0,4

Befunde

Röntgen

BWS seitlich: Regelrechte Kyphosierung der BWS. Form und Höhe der Brustwirbelkörper regelrecht. Ventrale Spondylosis deformans BWK 9/BWK 10 sowie spangenbildend BWK 10/BWK 11.

LWS a.-p. und seitlich: Fünfgliedriger Aufbau der LWS, geringgradige degenerativ bedingte Seitausbiegung nach rechts, geringgradige Pseudospondylolisthesis LWK 4/LWK 5. Keine Höhenminderung der dargestellten Wirbelkörper, Betonung der Längstrabekel.

DXA

T-Score L2–L4: –2,4, cave L4 hat aufgrund degenerativer Veränderungen einen zu hohen Wert.

T-Score linker Femurhals: –2,8,

rechter Femurhals: –2,6.

Beurteilung: Osteoporose.

Welche Konsequenzen ergeben sich aus den vorliegenden Befunden?

▮ Welche Diagnose stellen Sie?

▮ Wie interpretieren Sie den Fall laut dem Case Finding der DVO-Leitlinie?

▮ Was sind die Therapieziele?

▮ Welche therapeutischen Maßnahmen ergreifen Sie?

Diagnose

Senile Osteoporose ohne Fraktur.

Einordnung in die DVO-Leitlinien

Osteoporose bei Frauen im höheren Lebensalter (> 75 Jahre).
Indikation für die Abklärung waren zwei Stürze der Patientin in den letzten 6 Monaten, auch wenn hieraus keine Fraktur resultierte.

Therapie

Therapieziel

Vermeidung von Wirbelkörperfrakturen bzw. peripheren Frakturen.

Therapeutische Maßnahmen

Bei einem DXA-T-Score < –2,5 SD sollte neben einer Basistherapie (500–1000 mg Calcium, 400–800 IE Cholecalciferol p.o. täglich) eine antiresorptive Therapie zur Verhinderung von Wirbelkörper- und peripheren Frakturen erfolgen: Risedronat 5 mg pro Tag p.o. oder 35 mg 1-mal pro Woche p.o. oder alternativ Alendronat 10 mg pro Tag p.o. oder 70 mg 1-mal pro Woche p.o.

Kommentar

Alternativ ist der Einsatz von Raloxifen 60 mg pro Tag p.o. möglich. Hier ist aber nur eine signifikante Verminderung von Wirbelkörperfrakturen bei aktueller Studienlage nachgewiesen. Weiterhin sollten die allgemeinen Osteoporoseempfehlungen befolgt werden (regelmäßige körperliche Aktivität mit ausreichendem Aufenthalt im Freien, kein Nikotinabusus, Alkoholkonsum < 30 g pro Tag, ggf. Sturzabklärung bei rezidivierenden Stürzen).

Patient 6

Anamnese

48-jähriger Mann, Erstdiagnose einer Osteoporose vor ca. 2 Jahren. Damals akutes
Schmerzereignis im Rücken beim Rudern.
Die Röntgendiagnostik hatte eine Sinte-
rungsfraktur des BWK 12 gezeigt, im QCT
der Wirbelsäule deutliche Knochendichteminderung im Sinne einer Osteoporose
(BMD LWK 1–4 63,4 mg/cm^3). Daraufhin
medikamentöse Therapie mit Etidronat und
Calcium über etwa 1 Jahr. Aktuelle Vorstellung mit anhaltenden starken Schmerzen im
thorakolumbalen Übergangsbereich, außerdem jetzt leichte Gewichtsabnahme, Leis-
tungsknick, Nachtschweiß.

Klinik

48-jähriger, 188 cm großer und 82 kg schwerer Mann in reduziertem Allgemein- und
normalem Ernährungszustand. Wirbelsäule
lotgerecht, umschriebener, starker Druck-
und Klopfschmerz über dem thorakolumbalen Übergang. Beidseits paravertebraler
Muskelhartspann. Wirbelsäulenbeweglichkeit
schmerzbedingt stark eingeschränkt.

Labor

- BSG 54 mm n. W.
- Calcium 2,77 mmol/l
- Kreatinin 1,31 mg/dl
- Immunelektrophorese: monoklonale Gam-
  mopathie IgG Typ Lambda

Die folgenden Werte waren jeweils unauffäl-
lig:
- Blutbild
- anorganisches Phosphat
- alkalische Phosphatase
- γ-GT
- GPT
- TSH basal

- Zusatzuntersuchung: Beckenkammbiopsie

Röntgen

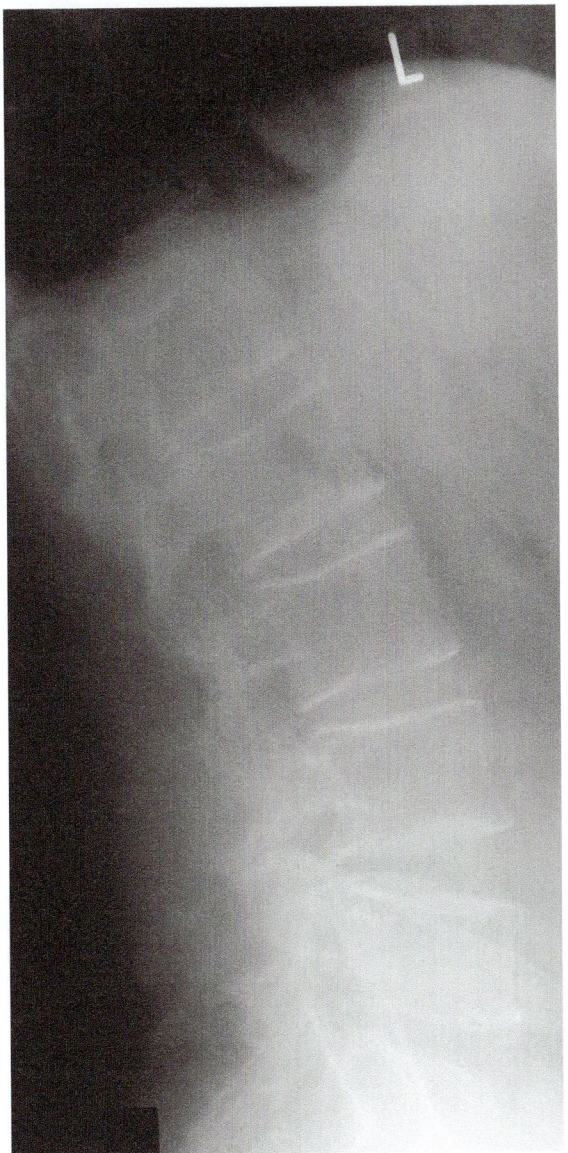

LWS seitlich

DXA

Hologic QDR 1000 Region	KMD	T-Score
Hals	0,819	−1,45
Trochanter	0,664	−1,21
Inter	1,057	−1,24
Gesamt	0,901	−1,32
Ward's	0,458	−3,12
L1	0,776	−2,11
L2	0,753	−3,10
L3	0,814	−2,63
L4	0,875	−2,45
L1–L4	0,807	−2,58

Befunde

Röntgen

LWS seitlich: Betonung der Rahmenstruktur der Lendenwirbelkörper. Deutliche Höhenminderung von BWK 12, mäßiggradige Höhenminderung auch von LWK 1.

DXA

T-Score L1–L4: –2,58.

T-Score total Femur: –1,32.

Bewertung: Osteoporose.

Beckenkammbiopsie

Plasmozytom, Infiltrationsgrad ca. 30%.

Welche Konsequenzen ergeben sich aus den vorliegenden Befunden?

▮ Welche Diagnose stellen Sie?

▮ Wie interpretieren Sie den Fall laut dem Case Finding der DVO-Leitlinie?

▮ Was sind die Therapieziele?

▮ Welche therapeutischen Maßnahmen ergreifen Sie?

Diagnose

Plasmozytom mit sekundärer Osteoporose und pathologischen Frakturen von BWK 12 und LWK 1.

Einordnung in die DVO-Leitlinien

Dieser Fall ist durch die Leitlinien nicht abgedeckt, da der Betroffene ein Mann ist. Orientiert man sich an den Empfehlungen für Frauen, hätte dem Nachweis einer atraumatischen Wirbelkörperfraktur die Veranlassung einer DXA-Densitometrie folgen sollen (in diesem Fall wurde eine QCT durchgeführt). Laut Leitlinien wäre bei Bestätigung des Osteoporoseverdachts zur Differenzialdiagnose auch ein Minimallabor angezeigt gewesen.

Kommentar

Diagnostik und Therapie der Osteoporose bei Männern finden in den Leitlinien aufgrund der diesbezüglich bisher noch unzureichenden Evidenzlage keine Erwähnung. Solange klare Empfehlungen für Männer fehlen, können die Leitlinien jedoch durchaus als Orientierungsschema herangezogen werden. Da der Anteil sekundärer Osteoporosen bei Männern höher ist als bei Frauen, kommt der Differenzialdiagnose eine besondere Bedeutung zu. Wäre in diesem Fall bereits zu Beginn der Erkrankung das empfohlene Basislabor veranlasst worden, hätte das Plasmozytom wahrscheinlich 2 Jahre früher diagnostiziert werden können.

Therapie

Therapieziele

Behandlung der Grunderkrankung, Vermeidung weiterer Frakturen.

Therapeutische Maßnahmen

Behandlung der Grunderkrankung: Hochdosischemotherapie mit nachfolgender autologer Stammzelltransplantation, Bisphosphonat i.v. (in diesem Fall Ibandronat), lokale Radiatio der betroffenen Wirbelkörper (szintigraphisch BWK 12 bis LWK 3), Schmerztherapie mit Fentanyl transkutan.

Patient 7

Anamnese

Der 74-jährige Rentner klagte über starke Rückenschmerzen nach dem Fortbewegen einer schweren Schubkarre während der Gartenarbeit. Befragt nach vorausgegangenen Frakturen, gab er eine achsengerecht ausgeheilte Handgelenkfraktur an. Wegen Asthma bronchiale bestehe eine Prednison-Dauermedikation.

An Voroperationen nannte er eine Appendektomie, eine Orchiektomie, eine Blasentumorresektion und eine Nephrektomie rechts.

Klinik

74-jähriger, 75 kg schwerer und 168 cm großer Patient, pyknischer Typ mit Kugelbauch und diskreter Cushing-Fazies. Vermehrte BWS-Kyphose. Insuffizienz der Rumpfmuskulatur sowie verkürzte Mm. scaleni. Erheblicher Wirbelsäulenklopf- und -stauchungsschmerz, Lasègue-Zeichen beidseits negativ, keine sensomotorischen Ausfälle im Bereich der unteren Extremitäten.

Labor

■ BSG 20/40 mm n. W.
■ CRP 5,8 mg/l
■ unauffällige Elektrophorese bis auf eine diskrete Erhöhung des α_1-Proteins auf 4,2%

Die übrigen Werte des osteologischen Basislabors lagen im Normbereich

DXA

Lunar Region	BMD	T-Score
L1	0,999	−1,34
L2	0,856	−3,20
L3	0,992	−2,07
L4	0,925	−2,62
L1–L4	0,941	−2,33
Hals	0,619	−3,47
Ward's	0,449	−3,93
Trochanter	0,629	−2,73

Röntgen

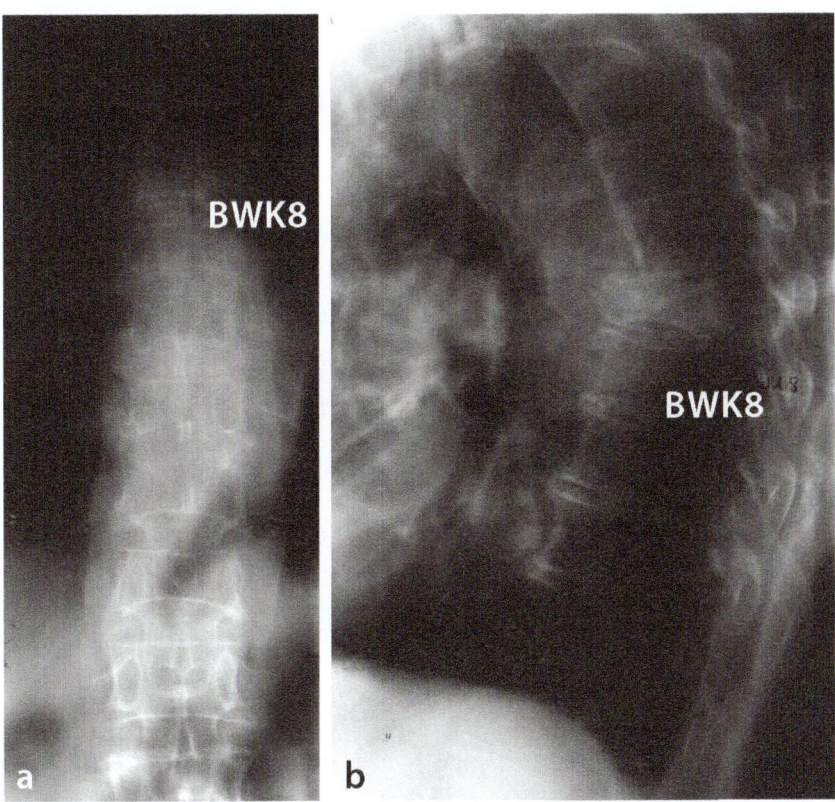

BWS a.-p. und seitlich

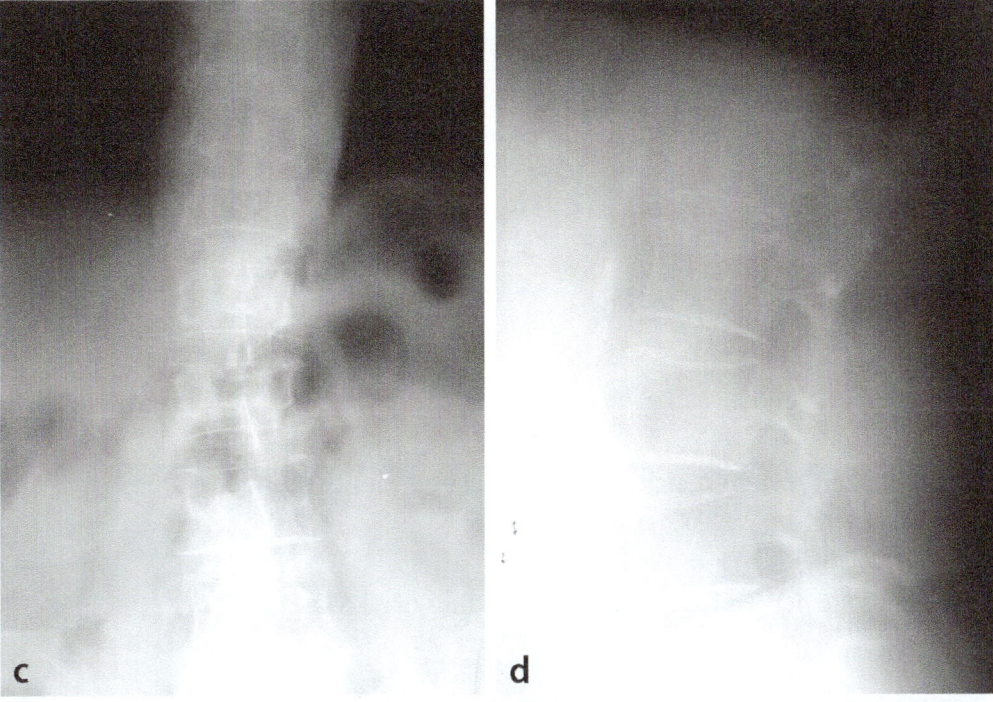

LWS a.-p. und seitlich

Befunde

Röntgen

BWS a.-p. und seitlich: Vermehrte Kyphosierung der BWS, ausgeprägte Keilwirbelbildung von BWK 7 auf der seitlichen Aufnahme mit Höhenminderung auch der Hinterkante. Form und Höhe der übrigen Brustwirbelkörper regelrecht.

LWS a.-p. und seitlich im Stand: Fünfgliedriger Aufbau der LWS, rechtskonvexe Seitausbiegung ohne Rotationskomponente mit Scheitelwirbel LWK 2, Deckplatteneinbruch von LWK 2, beginnende Deckplatteneindellung von LWK 1. Übrige Lendenwirbelkörper in Form und Höhe regelrecht. Deutliche Verkalkungen in Projektion auf die Aorta abdominalis.

DXA

T-Score L1–L4: –2,33.

T-Score Femurhals: –3,47.

Beurteilung: Osteoporose.

Welche Konsequenzen ergeben sich aus den vorliegenden Befunden?

▌ Welche Diagnose stellen Sie?

▌ Wie interpretieren Sie den Fall laut dem Case Finding der DVO-Leitlinie?

▌ Was sind die Therapieziele?

▌ Welche therapeutischen Maßnahmen ergreifen Sie?

Diagnose

Glucocorticoid-induzierte Osteoporose mit BWK-7- und LWK-2-Fraktur sowie distaler Radiusfraktur.

Einordnung in die DVO-Leitlinien

Glucocorticoid-induzierte Osteoporose. Indikation für die Abklärung waren die Glucocorticoid-Dauermedikation, die anamnestisch geschilderte Fraktur des linken Radius sowie die akut aufgetretenen Rückenschmerzen.

Therapie

Therapieziel

Verhinderung weiterer Frakturen.

Therapeutische Maßnahmen

Der Patient erhielt eine Kombinationsbehandlung bestehend aus der Basistherapie (1000 mg Calcium sowie 880 IE Vitamin D) sowie einer Bisphosphonattherapie mit Alendronat 10 mg 1-mal 1 Tabl. pro Tag.

Kommentar

Die Datenlage bezüglich der Glucocorticoid-induzierten Osteoporose bei Männern ist im Vergleich zu der von postmenopausalen Frauen wesentlich dürftiger. Aus diesem Grund wird in der DVO-Leitlinie keine generelle Empfehlung ausgesprochen, Männer mit Glucocorticoid-induzierter Osteoporose mit einem Bisphosphonat zu behandeln. Andererseits ist Alendronat in der 10-mg-Dosierung auch zur Osteoporosetherapie des Mannes zugelassen. Eine explizite Unterscheidung zwischen Glucocorticoid-induzierter Osteoporose und anderen Osteoporoseformen findet sich in der Zulassung nicht.

Patient 8

Anamnese

79-jähriger Mann, seit 29 Jahren wegen Arrhythmien markumarisiert und Schrittmacherträger. Vor 6 Jahren wurde der damals 73-jährige Patient stationär behandelt unter der Diagnose einer BWS-Stauchung; die Aufnahme erfolgte wegen heftiger Thorakalschmerzen nach schwerem Heben. Radiologisch Feststellung vereinzelter Keilwirbelbildungen. Kein Hinweis auf Osteoporose im Entlassungsbrief.

Erneute stationäre Aufnahme wegen Thorakalschmerzen 2 Monate später. Dabei Feststellung eines isolierten Deckplatteneinbruchs bei Th 7. Die etwas später ambulant durchgeführte Röntgenuntersuchung zeigte eine deutlich vermehrte Kyphose sowie Keilwirbelbildungen Th 6–9.

Die Knochendichtemessungen, zunächst mit pQCT, dann zur Kontrolle mit DXA ergaben normale bis leicht erniedrigte Werte sowohl im Bereich der LWS als auch des Schenkelhalses.

Wegen der offensichtlichen Diskrepanz zwischen Knochendichtemessung und Röntgenbefund stationäre Abklärung.

Labor

Sämtliche Parameter normal, insbesondere die Calciumausscheidung im 24-Stunden-Urin, alkalische Phosphatase, Gesamteiweiß und Elektrophorese sowie Schilddrüsenhormone, PTH, Testosteron und Vitamin D_3.

DXA

Hologic QDR 1000		
Region	KMD	T-Score
Hals	0,646	−3,02
Trochanter	0,721	−0,69
Inter	0,808	−2,90
Gesamt	0,743	−2,53
Ward's	0,363	−3,91

Klinik

Größenverlust von 7 cm (183 → 176 cm). Kyphose 1999 erheblich vermehrt, nur mäßig klopfschmerzhaft. BWS-/LWS-Beweglichkeit deutlich eingeschränkt. Bei der letzten Untersuchung im März 2003 subjektives Wohlbefinden.

Röntgen

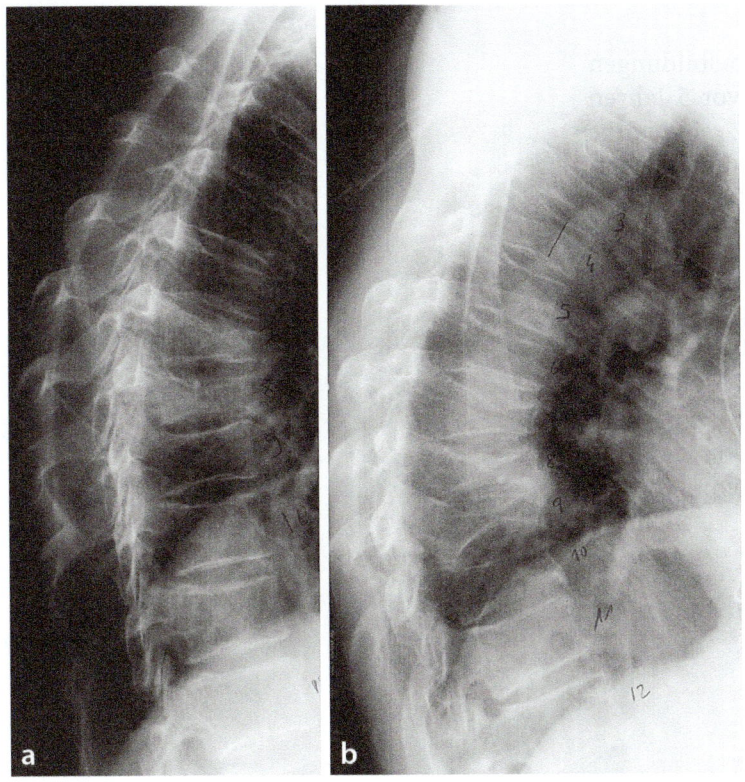

BWS seitlich im Verlauf

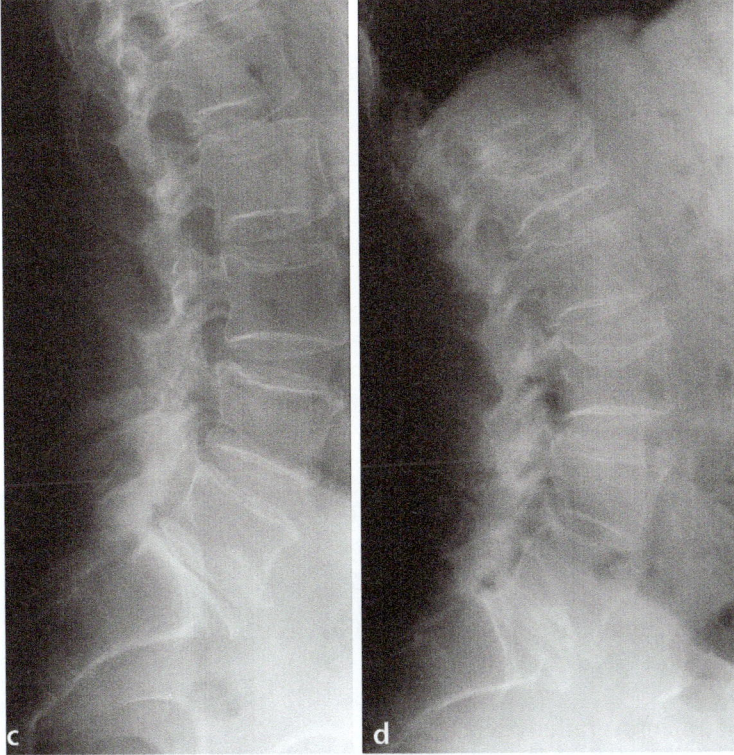

LWS seitlich im Verlauf

Befunde

Röntgen

BWS seitlich: Deutliche Keilwirbelbildungen von BWK 7 und BWK 8 bereits vor 5 Jahren (a). Bei der Untersuchung 2002 eindeutige Befundprogredienz mit neu aufgetretenen Frakturen von BWK 9 und BWK 10, geringgradig auch von BWK 4 und BWK 6 (b).

LWS seitlich: Während vor 8 Jahren lediglich eine Betonung der Längstrabekel und der Rahmenstruktur, aber noch keine Sinterungsfrakturen nachweisbar waren (c), zeigt sich in der Aufnahme vor 1 Jahr eine ausgeprägte Kompressionsfraktur von LWK 1 sowie ein Deckplatteneinbruch von LWK 3 (d).

DXA

T-Score total Femur: –2,53.

Beurteilung: Osteoporose.

Welche Konsequenzen ergeben sich aus den vorliegenden Befunden?

▐ Welche Diagnose stellen Sie?

▐ Wie interpretieren Sie den Fall laut dem Case Finding der DVO- Leitlinie?

▐ Was sind die Therapieziele?

▐ Welche therapeutischen Maßnahmen ergreifen Sie?

Diagnose

Osteoporose des Mannes mit pathologischen Frakturen.

Einordnung in die DVO-Leitlinien

Die Osteoporose des Mannes wird in den DVO-Leitlinien nicht behandelt, einzige Ausnahme ist die Glucocorticoid-induzierte Osteoporose des Mannes. Die DVO-Leitlinien sind somit für den vorliegenden Fall nicht verwendbar.

Therapie

Therapieziel

Vermeidung weiterer Frakturen.

Therapiemaßnahmen

Zunächst (1995) Therapie mit Alendronat 10 mg/Tag, 500 mg/Tag Calcium, 400 IE/Tag Vitamin D_3. Unter dieser Therapie seit 5 Jahren deutliche Abnahme der zunächst quälenden Rückenschmerzen. Wegen Oberbauchschmerzen vor 4 Jahren Umstellung der Therapie von Alendronat auf Etidronsäure, was problemlos toleriert wird. Im Lauf des Jahres 1999 wegen deutlicher Zunahme der BWS-Kyphose und Größenverlust Verordnung einer Spinomed-Orthese. Im Januar 2002 wird die Bisphosphonattherapie beendet, Calcium und Vitamin D werden weitergeführt.

Kommentar

Nachdem die Behandlung mit Bisphosphonaten, Vitamin D und Calcium zunächst keinen Erfolg zu bringen schien, ist es dann doch zu einem Stillstand der Wirbelkörperfrakturen gekommen. Entsprechend den Studiendaten, die sich allerdings nicht auf die männliche Osteoporose beziehen, wurde nach 3½ Jahren die Bisphosphonattherapie beendet und lediglich mit Calcium und Vitamin D weiter behandelt. Geplant ist nach zweijähriger Pause, erneut eine Bisphosphonatbehandlung zu beginnen.

Patient 9

Anamnese

62-jährige Patientin mit akutem Schmerzereignis im Rücken beim Anheben eines
Koffers. Chronisch rezidivierende Dorsalgien
seit vielen Jahren. Keine Größenabnahme,
keine Stürze. Menopause mit 52 Jahren, keine Hormonersatztherapie.

Klinik

61-jährige, 153 cm große und 56 kg schwere
Patientin in gutem Allgemein- und Ernährungszustand. Abgeflachte Lendenlordose,
leichter Klopfschmerz über den Dornfortsätzen der LWS. Regelrechter paravertebraler
Muskeltonus. Tachykardie (110/min).

Labor

- BSG 35 mm n. W.
- TSH basal $< 0,01$ µU/ml

Die folgenden Werte waren unauffällig:
- Blutbild
- Calcium
- anorganisches Phosphat
- alkalische Phosphatase
- Kreatinin
- γ-GT
- GPT
- Immunelektrophorese unauffällig

Zusatzuntersuchungen:
fT$_3$ 6,3 pg/ml (1,4–4,6),
fT$_4$ 2,4 ng/ml (0,8–1,9),
Anti-TPO 50 IU/l ($<$35), TRAK 35 U/l ($<$9).
Osteocalcin 14,8 ng/ml (3,1–13,7);
DPD-Crosslink-Ausscheidung 11,4 mmol/l
Kreatinin (3,0–9,0).

Röntgen

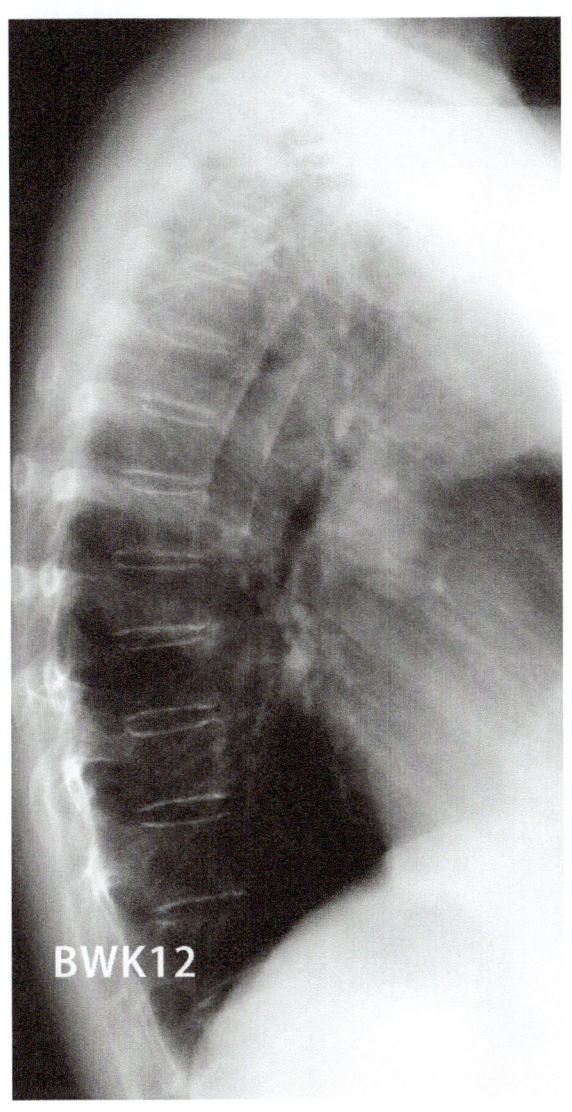

BWK12

BWS seitlich

DXA

Hologic QDR 1000 Region	KMD	T-Score
Hals	0,631	−2,64
Trochanter	0,526	−2,17
Inter	0,761	−2,76
Gesamt	0,655	−2,67
Ward's	0,401	−3,59
L1	0,490	−3,95
L2	0,636	−3,57
L3	0,716	−3,35
L4	0,759	−3,24
L1–L4	0,660	−3,52

Befunde

Röntgen

BWS seitlich: Ventral betonte Höhenminderung des LWK 1 im Sinne eines Keilwirbels, unauffällige Form und Höhe der Brustwirbelkörper bei Betonung der Rahmenstruktur.

DXA

T-Score L1–L4: –3,52.

T-Score total Femur: –2,67.

Beurteilung: Osteoporose.

Welche Konsequenzen ergeben sich aus den vorliegenden Befunden?

▮ Welche Diagnose stellen Sie?

▮ Wie interpretieren Sie den Fall laut dem Case Finding der DVO-Leitlinie?

▮ Was sind die Therapieziele?

▮ Welche therapeutischen Maßnahmen ergreifen Sie?

Diagnose

Osteoporose mit Fraktur von LWK 1 und manifester Hyperthyreose bei Morbus Basedow.

Einordnung in die DVO-Leitlinien

Osteoporose bei postmenopausaler Frau. Indikation für die Abklärung war das akute Schmerzereignis mit Nachweis einer Wirbelkörperfraktur.

Therapie

Therapieziele

Vermeidung weiterer Frakturen.
   Normalisierung des Schilddrüsenhormonstoffwechsels.

Therapeutische Maßnahmen

Alendronat 70 mg einmal wöchentlich, Calcium 1000 mg und Vitamin D 800 IE/Tag. Thyreostatische Therapie mit Thiamazol.

Kommentar

Wahrscheinlich handelt es sich in diesem Fall um eine postmenopausale Osteoporose mit Aggravierung durch die hinzugekommene Basedow-Hyperthyreose. Letztere ist wohl auch für den initial erhöhten Knochenumsatz verantwortlich. Die medikamentöse Osteoporosetherapie hätte hier alternativ auch mit Risedronat oder Raloxifen durchgeführt werden können.

Hyperthyreosen in höherem Lebensalter gehen oft nicht mit einer typischen Symptomatik einher, sind aber über den Leitbefund der TSH-Suppression leicht zu identifizieren.

Patient 10

Anamnese

Eine 79-jährige Rentnerin wird zur Abklärung einer Osteoporose vorgestellt. Vor 4 Jahren sei es nach einem Sturz vom Fahrrad zu einer Oberschenkelhalsfraktur rechts, ein Jahr später nach Sturz beim Gehen zur Fraktur zweier Wirbelkörper gekommen. Seither leidet sie insbesondere bei Bewegung an starken Lumbalgien. Die aktuelle Medikation besteht aus Ossofortin forte (1–0–1) sowie Diclo-Dispers (1–0–1).

Klinik

79-jährige, 160 cm große und 80 kg schwere Patientin in befriedigendem Allgemein- und adipösem Ernährungszustand. Etwas abgeflachte Lendenlordose, leichte Hyperkyphosierung der BWS. Bewegungseinschränkung der Wirbelsäule (Zeichen nach Schober 2 cm, Zeichen nach Ott 0 cm, FBA 25 cm). Klopfschmerz im Bereich der LWS und am thorakolumbalen Übergang, kein Stauchungsschmerz.

Labor

Calcium 2,51 mmol/l, Phosphat 0,75 mmol/l, Kreatinin 0,7 mg/dl, γ-GT 14 U/l, alkalische Phosphatase 133 U/l, BSG 4 mm n. W., Hb 15,4 g/dl, Leukozyten $8,2 \cdot 10^3/\mu l$, Thrombozyten $167 \cdot 10^3/\mu l$.

Röntgen

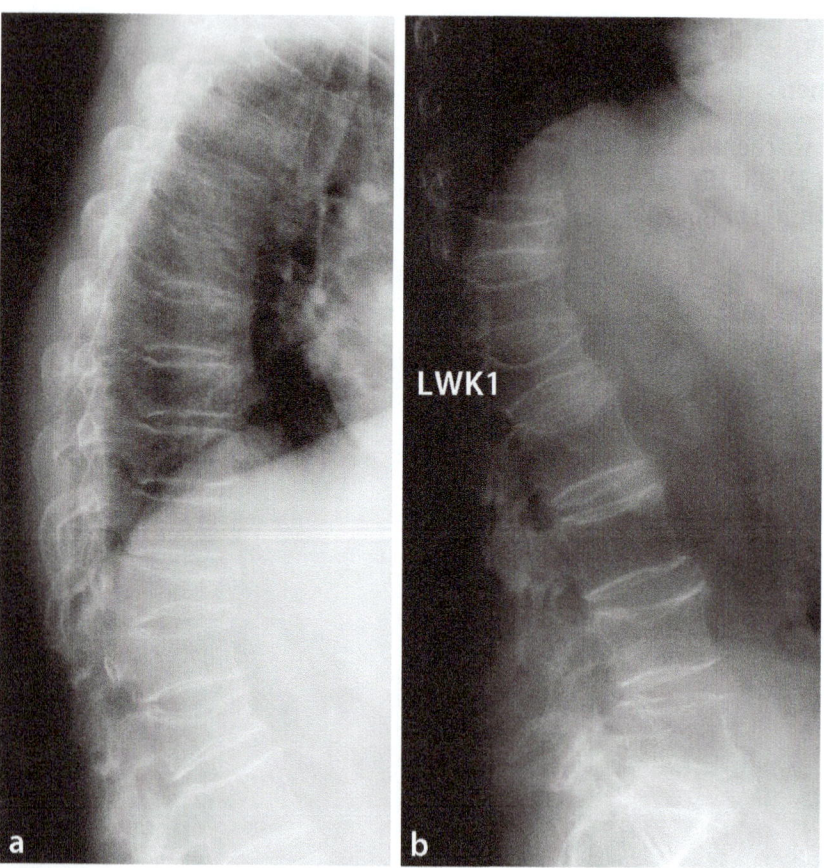

a BWS seitlich

b LWS seitlich

DXA

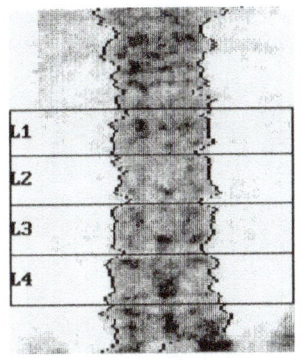

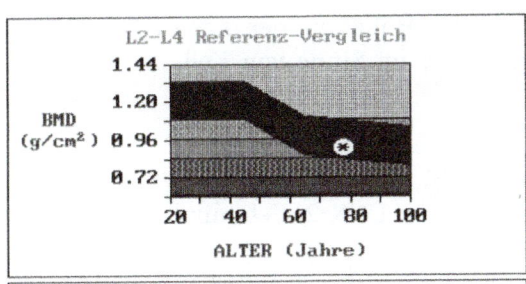

LUNAR® IMAGE NOT FOR DIAGNOSIS

L2-L4 BMD (g/cm²)[1]	0.907 ± 0.01
L2-L4 % Junge Erwachsene[2]	76 ± 3
L2-L4 % Altersgemäß[3]	95 ± 3

REGION	BMD[1] g/cm²	Junge Erwachsene[2] %	T	Altersgemäß[3] %	Z
L1	0.933	83	-1.64	106	0.41
L2	0.802	67	-3.32	84	-1.27
L3	0.921	77	-2.32	97	-0.27
L4	0.983	82	-1.81	103	0.24
L1-L2	0.865	75	-2.37	96	-0.32
L1-L3	0.885	76	-2.37	96	-0.32
L1-L4	0.913	77	-2.23	98	-0.18
L2-L3	0.864	72	-2.80	91	-0.75
L2-L4	0.907	76	-2.44	95	-0.39
L3-L4	0.953	79	-2.05	100	-0.00

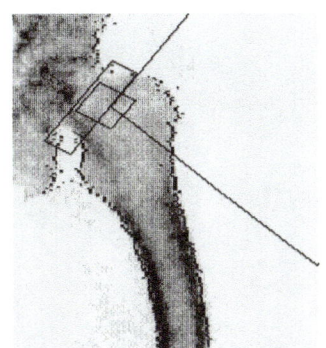

LUNAR® IMAGE NOT FOR DIAGNOSIS

NECK BMD (g/cm²)[1]	0.934 ± 0.01
NECK % Junge Erwachsene[2]	95 ± 3
NECK % Altersgemäß[3]	122 ± 3

NECK	: BMC[5] (gramm) = 5.93	FLÄCHE[5] (cm²) = 6.35
WARD.	: BMC[5] (gramm) = 3.78	FLÄCHE[5] (cm²) = 4.48
TROCH.	: BMC[5] (gramm) = 7.27	FLÄCHE[5] (cm²) = 9.50

REGION	BMD[1] g/cm²	Junge Erwachsene[2] %	T	Altersgemäß[3] %	Z
NECK	0.934	95	-0.38	122	1.42
WARD.	0.843	93	-0.51	135	1.69
TROCH.	0.765	97	-0.23	113	0.80

❚ Befunde

Röntgen

BWS seitlich: Deutliche Höhenminderungen von BWK 11 und LWK 1 im Sinne von Keilwirbeln.

LWS seitlich: Deutliche Höhenminderung von BWK 11 und LWK 1. Deutliche Deckplatteneindellung auch von LWK 2, Betonung der Längstrabekel.

DXA

T-Score L2–L4: –2,44. L1 wurde wegen Keilwirbelbildung nicht berücksichtigt.

T-Score Femurhals: –0,38.

Beurteilung: Grenzwertige Osteopenie der LWS.

❚ Welche Konsequenzen ergeben sich aus den vorliegenden Befunden?

❚ Welche Diagnose stellen Sie?

❚ Wie interpretieren Sie den Fall laut dem Case Finding der DVO-Leitlinie?

❚ Was sind die Therapieziele?

❚ Welche therapeutischen Maßnahmen ergreifen Sie?

Diagnose

Osteoporose der älteren Frau nach Oberschenkelhalsfraktur rechts und multiplen Wirbelkörperfrakturen.

Einordnung in die DVO-Leitlinien

Osteoporose der älteren Frau (>75 Jahre).

Therapie

Therapieziele

Vermeidung weiterer Wirbelkörperfrakturen sowie weiterer peripherer Frakturen, Schmerzlinderung, Erhaltung der Mobilität.

Therapeutische Maßnahmen

Intensivierung der analgetischen Pharmakotherapie durch Zugabe von Tramadol, gleichzeitig Beginn von Aufbautraining der Rumpfmuskulatur unter krankengymnastischer Anleitung.

70 mg Alendronat einmal wöchentlich, 1000 IE/Tag Cholecalciferol, bei calciumreicher Kost keine Calciumsupplementation.

Empfehlung, einen Hüftprotektor zu tragen, zumindest bei vorauszusehender Sturzgefahr (z. B. Nässe, Glatteis).

Kommentar

Beratungsanlass war für die Patientin der Rückenschmerz. Bereits aufgrund der Anamnese liegt die Diagnose einer Osteoporose mit Frakturen nahe. Die Knochendichtemessung an der LWS bestätigt den Befund, da sich (trotz falsch hoher Messwerte infolge der Wirbelkörpersinterungen) eine erniedrigte Knochendichte zeigt. Als Interventionsschwelle für eine spezifische Pharmakotherapie ist bei einer Patientin mit osteoporotischen Wirbelkörperfrakturen in den Leitlinien ein T-Wert < –2 angegeben (Empfehlungsgrad A).

Im Bereich des linken Schenkelhalses findet sich in diesem Fall keine so ausgeprägte Knochendichteminderung. Hier ist zu beachten, dass die Leitlinien bei Personen über 75 Jahre zwar primär die Messung an der Hüfte empfehlen, jedoch nicht ausschließlich. Das heißt, nur wenn der Befund an der Hüfte bereits einer Osteoporose entspricht, kann die Messung an der LWS unterbleiben.

Die Entscheidung für ein Bisphosphonat statt Raloxifen wird begründet durch das Risiko für extravertebrale Frakturen (nach Oberschenkelhalsfraktur). Der Beweis einer Risikoreduktion für extravertebrale Frakturen steht für Raloxifen noch aus.

Patient 11

Anamnese

Die 52-jährige Patientin war an einer Bordsteinkante gestolpert und auf die linke Seite gestürzt. Sie hatte sich hierbei eine mediale Schenkelhalsfraktur zugezogen, die mittels einer Dreischraubenosteosynthese operativ behandelt wurde. Sie berichtete weiter über eine unklare Gewichtsabnahme von 6 kg in den letzten 6 Monaten. Befragt nach Voroperationen, gab sie eine Hysterektomie vor 4 Jahren ohne anschließende Hormonsubstitution an.

Klinik

52-jährige, 160 cm große und 55 kg schwere Patientin in gutem Allgemein- und leicht reduziertem Ernährungszustand (BMI 19). Geringgradig vermehrte Kyphosierung der BWS bei regelrechter Lordosierung der LWS im Sinne eines Rundrückens. Kein Tannenbaumphänomen, kein Klopf- oder Stauchungsschmerz des Achsenorgans.

Labor

∎ BSG
∎ Blutbild
∎ Calcium
∎ anorganisches Phosphat
∎ alkalische Phosphatase
∎ Kreatinin
∎ γ-GT
∎ GPT
∎ TSH basal
∎ Immunelektrophorese

Alle Werte unauffällig.

DXA

Lunar Region	BMD	T-Score
L1	0,993	−1,14
L2	1,009	−1,59
L3	0,981	−1,82
L4	0,867	−2,77
L1–L4	0,959	−1,84
Hals	0,799	−1,51
Ward's	0,638	−2,10
Trochanter	0,670	−1,09

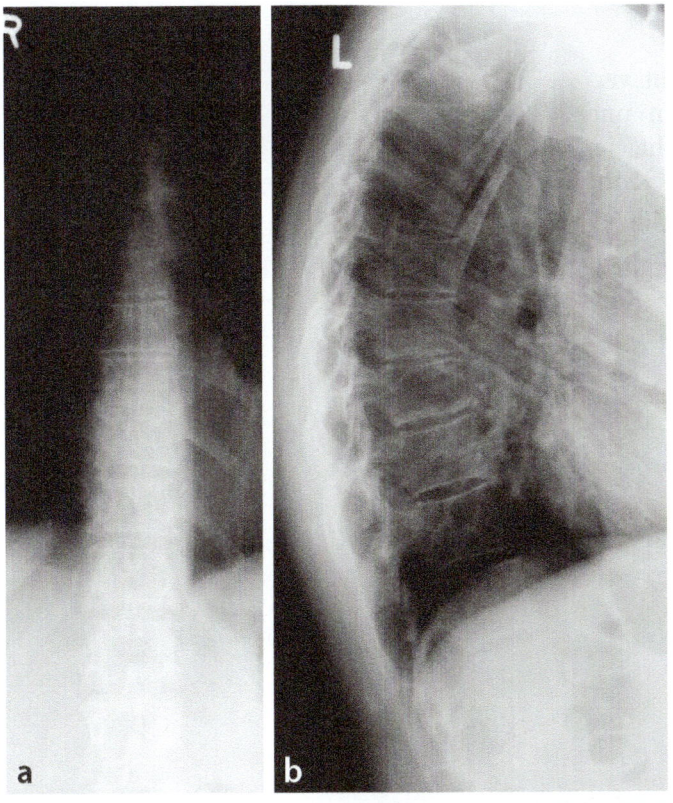

BWS a.-p. und seitlich

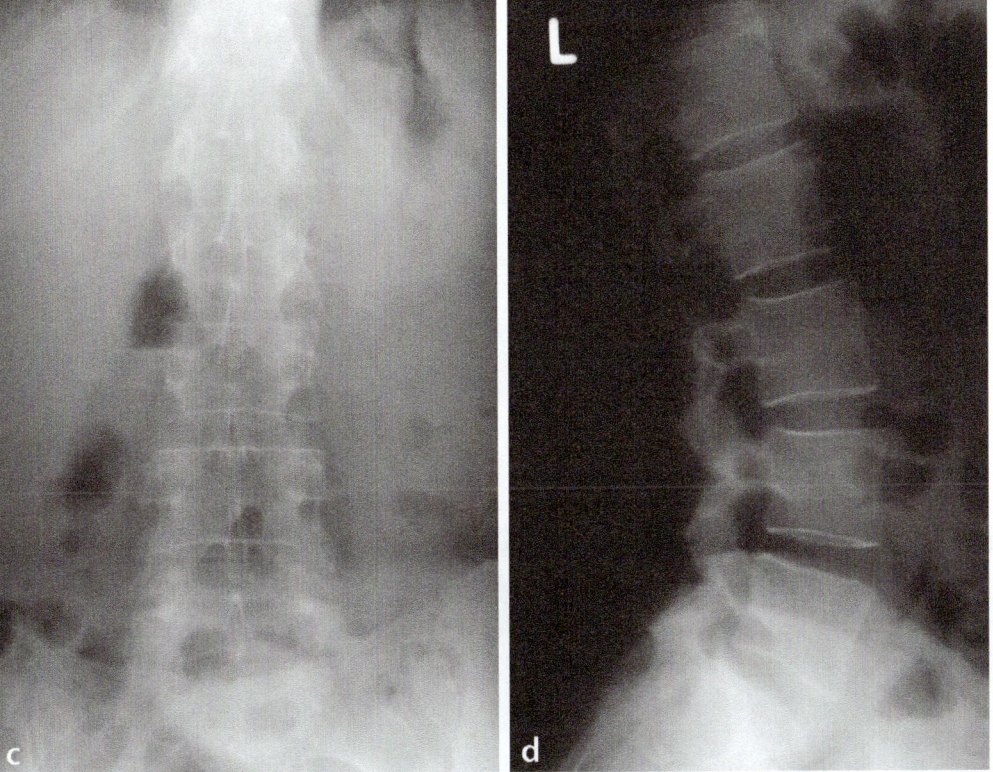

LWS a.-p. und seitlich

▌ Befunde

Röntgen

BWS a.-p. und seitlich im Stand: Leicht vermehrte Kyphosierung der BWS, Form und Höhe der Brustwirbelkörper regelrecht, jedoch Betonung der Rahmenstruktur. Keine Höhenminderungen der Brustwirbelkörper.

LWS a.-p. und seitlich im Stand: Fünfgliedriger Aufbau der LWS, Betonung der Rahmenstruktur der Lendenwirbelkörper, jedoch kein Nachweis einer Höhenminderung.

DXA

T-Score L1–L4: –1,84.

T-Score Femurhals: –1,51.

Beurteilung: Osteopenie.

▌ Welche Konsequenzen ergeben sich aus den vorliegenden Befunden?

▌ Welche Diagnose stellen Sie?

▌ Wie interpretieren Sie den Fall laut dem Case Finding der DVO-Leitlinie?

▌ Was sind die Therapieziele?

▌ Welche therapeutischen Maßnahmen ergreifen Sie?

Diagnose

Osteoporose der postmenopausalen Frau mit medialer Schenkelhalsfraktur links.

Einordnung in die DVO-Leitlinien

Osteoporose der postmenopausalen Frau.

Indikation für die Abklärung war die mediale Schenkelhalsfraktur links sowie ein Body-Mass-Index < 20 bei unklarem Gewichtsverlust von 6 kg in den letzten 6 Monaten.

Therapie

Therapieziel

Vermeidung von weiteren peripheren Frakturen bzw. von Wirbelkörperfrakturen.

Therapeutische Maßnahmen

Bei einem DXA-T-Score > –2 SD gelten die allgemeinen Empfehlungen (regelmäßige körperliche Aktivität mit ausreichendem Aufenthalt im Freien, ausreichende Grundversorgung mit Calcium durch entsprechende Ernährung, Meiden von Genussgiften, ausreichende Ernährung bzw. Abklärung des unklaren Gewichtsverlustes). Weiterhin wird eine DXA-Verlaufskontrolle nach 2 Jahren empfohlen.

Kommentar

Die bei der Patientin durchgeführten Röntgenaufnahmen der BWS in zwei Ebenen sowie der LWS in zwei Ebenen sind laut Leitlinien aufgrund eines DXA-T-Scores > –2 SD nicht erforderlich.

Patient 12

Anamnese

Die 63-jährige Hausfrau war während einer Urlaubsreise auf dem Parkplatz einer Raststätte gestürzt und hatte sich eine pertrochantäre Femurfraktur links zugezogen. Diese wurde noch am selben Tag mit einem Femurnagel osteosynthetisch versorgt. Bei Erhebung der osteoporosespezifischen Risikofaktoren konnte keinerlei erhöhtes Osteoporoserisiko eruiert werden.

Klinik

63-jährige, 170 cm große und 91 kg schwere Patientin in gutem Allgemein- und adipösem Ernährungszustand. Physiologische Wirbelsäulenkrümmung. Kein lokaler Druck- oder Klopfschmerz über der Wirbelsäule. Kein Stauchungsschmerz der Wirbelsäule. Paravertebrale Muskulatur normoton.

Labor

GPT 14 U/l, alkalische Phosphatase 134 U/l, Kreatinin 0,84 mg/dl, CRP 3,0 mg/l, BSG 14 mm n. W., Hb 12,0 g/dl, Leukozyten 5700 µl, Thrombozyten 229 000 µl, Calcium 2,3 mmol/l, Phosphat 3,4 mg/dl.

Röntgen

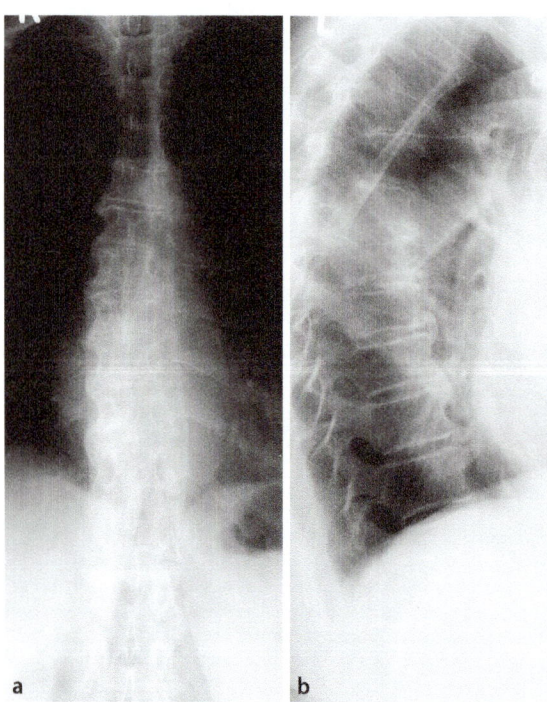

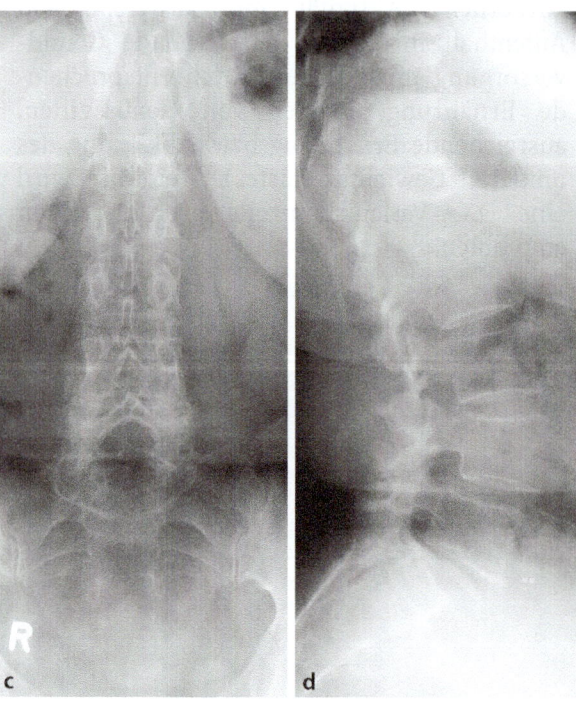

BWS a.-p. und seitlich

LWS a.-p. und seitlich

DXA

AP Wirbelsäule Knochendichte

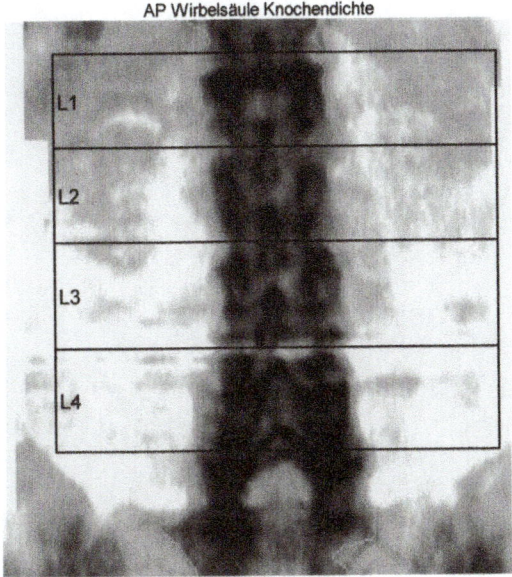

Referenz: L2-L4

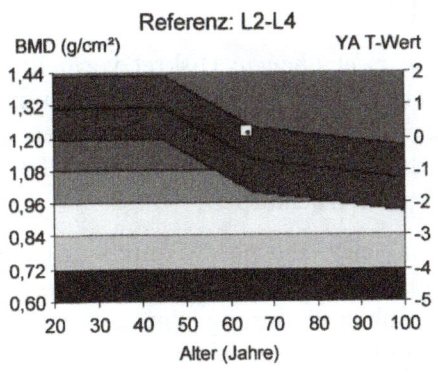

Bereich	BMD[1] (g/cm²)	Junge Erw.[2] T-Wert	Altersvergl.[3] Z-Wert
L1	1,184	0,4	1,0
L2	1,125	-0,6	-0,1
L3	1,202	0,0	0,6
L4	1,325	1,0	1,6
L2-L4	1,227	0,2	0,8

Rechter Femur Knochendichte

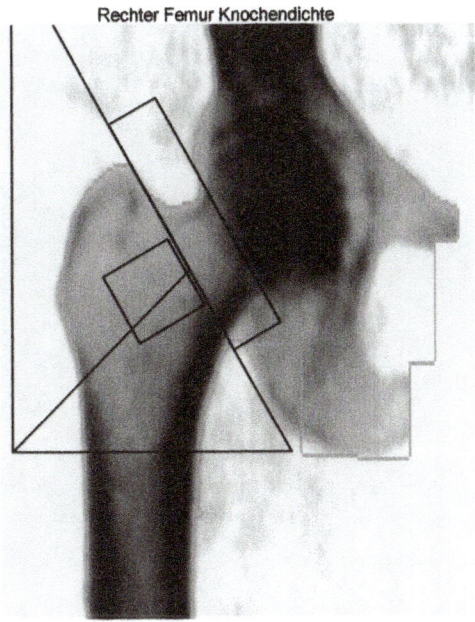

Referenz: Gesamt

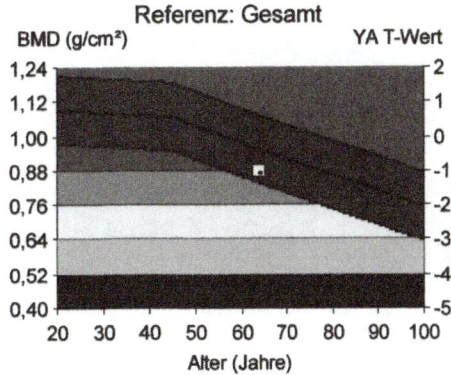

Bereich	BMD[1] (g/cm²)	Junge Erw.[2] T-Wert	Altersvergl.[3] Z-Wert
Hals	0,981	0,0	0,7
Wards	0,608	-2,3	-1,1
Troch	0,564	-2,1	-2,1
Schaft	1,126	-	-
Gesamt	0,880	-1,0	-0,6

Befunde

Röntgen

BWS in zwei Ebenen: Diskret vermehrte Kyphosierung der BWS, in der Seitaufnahme Spangenbildung ventral im mittleren BWS-Bereich, keine Höhenminderung der dargestellten Wirbelkörper.

LWS in zwei Ebenen: Fünfgliedrige LWS, Deckplatteneinbruch von LWK 1 mit ventraler Höhenminderung um 20%. Normale Konfiguration der übrigen Wirbelkörper. Spondylolisthesis L4/L5.

DXA

T-Score L2–L4: 0,2.

T-Score Femurhals: 0.

Beurteilung: normale Knochendichte.

Welche Konsequenzen ergeben sich aus den vorliegenden Befunden?

▌ Welche Diagnose stellen Sie?

▌ Wie interpretieren Sie den Fall laut dem Case Finding der DVO-Leitlinie?

▌ Was sind die Therapieziele?

▌ Welche therapeutischen Maßnahmen ergreifen Sie?

Diagnose

Pertrochantäre Femurfraktur und Deckplatteneinbruch L1 bei normaler Knochendichte.

Einordnung in die DVO-Leitlinien

Es erfolgte eine Abklärung entsprechend der DVO-Leitlinie Osteoporose bei postmenopausaler Frau (Lebensalter unter 75 Jahre) wegen der erlittenen peripheren Fraktur (proximale Femurfraktur) ohne größeres Trauma.

Therapie

Therapieziel

Ausschluss einer Osteoporose als Frakturursache, um ggf. durch eine spezifische Therapie weitere Frakturen zu vermeiden.

Therapeutische Maßnahmen

Der Nutzen einer speziellen Osteoporosetherapie ist in diesem Fall nicht gesichert. Andere Frakturursachen sind auszuschließen.

Kommentar

Auch bei einer postmenopausalen Frau ist eine proximale Femurfraktur nicht obligat durch eine Osteoporose bedingt.

Patient 13

Anamnese

Eine 63-jährige Frau wird mit chronischen Schmerzen insbesondere im Bereich des Rückens vorgestellt. Sie berichtet, dass die Schmerzen seit etwa 6 Monaten bestehen, und führt diese auf eine damals erfolgte Leistenbruchoperation zurück. Weitere Vorerkrankungen: Zustand nach Nephrektomie links vor 40 Jahren, Zustand nach Billroth II mit Roux-Y-Anastomose vor 19 Jahren bei Ulkuskrankheit, Zustand nach Mastektomie beidseits vor 17 Jahren, wobei sich histologisch kein maligner Befund sichern ließ, sowie koronare Herzkrankheit ohne interventionsbedürftige Stenose.

Labor

- Calcium 2,11 mmol/l
- Phosphat 0,79 mmol/l
- Kreatinin 1,0 mg/dl
- GPT 20 U/l
- alkalische Phosphatase 467 U/l
- CRP 0,4 mg/dl
- Hb 10,2 g/dl
- Leukozyten $9,3 \cdot 10^9$/l
- Thrombozyten $373 \cdot 10^9$/µl
- Spezialuntersuchungen: Intaktes Parathormon: 641 pg/ml (NB 20–55), 25-Vitamin D_3: 11 ng/ml (NB 16–62).

Klinik

63-jährige, 164 cm große und 57 kg schwere, etwas vorgealtert wirkende Patientin in befriedigendem Allgemein- und gutem Ernährungszustand. Weitgehend regelrechte Schwingungsverhältnisse der Wirbelsäule, diffuser Klopf- und Druckschmerz über der gesamten Wirbelsäule, Thoraxkompressionsschmerz, kein Stauchungsschmerz. Bauchdecke weich, reizlose Herniotomienarbe, an der die Patientin intermittierend Schmerzen verspürt, die sich durch Seitbeugung bessern lassen.

Röntgen

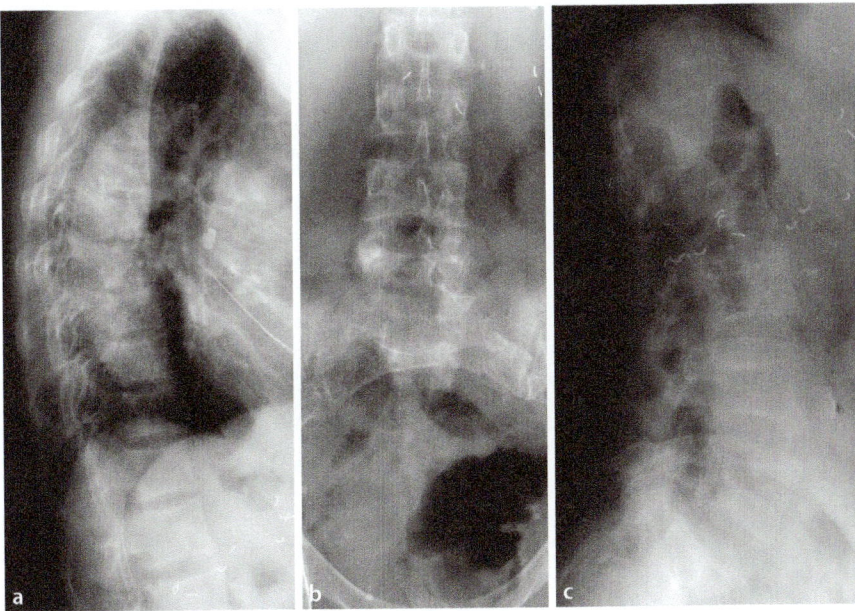

BWS seitlich   LWS a.-p. und seitlich

DXA

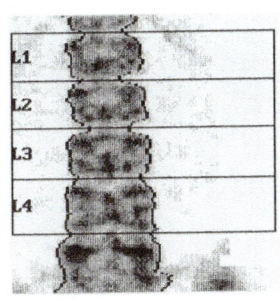

LUNAR®   IMAGE NOT FOR DIAGNOSIS

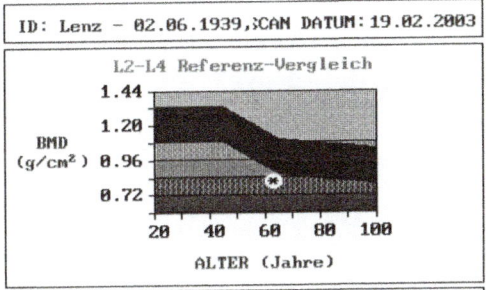

ID: Lenz – 02.06.1939, SCAN DATUM: 19.02.2003

L2–L4 Referenz-Vergleich

L2-L4 BMD (g/cm²)1	0.814 ± 0.01
L2-L4 % Junge Erwachsene2	68 ± 3
L2-L4 % Altersgemäß3	81 ± 3

REGION	BMD[1] g/cm²	Junge Erwachsene[2] %	T	Altersgemäß[3] %	Z
L1	0.716	63	-3.45	77	-1.80
L2	0.756	63	-3.70	75	-2.05
L3	0.822	69	-3.15	82	-1.50
L4	0.849	71	-2.92	85	-1.27
L1-L2	0.737	64	-3.44	77	-1.79
L1-L3	0.768	66	-3.35	79	-1.70
L1-L4	0.794	67	-3.22	81	-1.57
L2-L3	0.791	66	-3.41	79	-1.76
L2-L4	0.814	68	-3.22	81	-1.57
L3-L4	0.837	70	-3.02	84	-1.37

Befunde

Röntgen

BWS seitlich: Regelrechte Kyphosierung der BWS, Form und Brustwirbelkörper regelrecht. Insgesamt verwaschene, unscharfe Konturierung der Spongiosa.

LWS a.-p. und seitlich: Unscharfe Darstellung aller Wirbelkörper. Fischwirbel insbesondere LWK 3 und LWK 4.

DXA

T-Score L1–L4: –3,22.

Beurteilung: Osteoporose.

Welche Konsequenzen ergeben sich aus den vorliegenden Befunden?

▍ Welche Diagnose stellen Sie?

▍ Wie interpretieren Sie den Fall laut dem Case Finding der DVO-Leitlinie?

▍ Was sind die Therapieziele?

▍ Welche therapeutischen Maßnahmen ergreifen Sie?

Diagnose

Osteoporomalazie bei D-Hypovitaminose und Verdacht auf Resorptionsstörungen.

Einordnung in die DVO-Leitlinien

Aufgrund des erniedrigten Serumcalciums, der erhöhten alkalischen Phosphatase sowie bei Zustand nach Magenresektion muss der Verdacht auf eine sekundäre Osteoporose geäußert werden. Die Leitlinien sehen in diesem Fall die Überweisung zum Facharzt vor.

Therapie

Therapieziele

Normalisierung von Serumcalcium, alkalischer Phosphatase sowie iPTH durch Substitutionstherapie; Schmerzlinderung; Vermeidung von Frakturen.

Therapeutische Maßnahmen

Cholecalciferol initial 20 000 IE/Tag. Keine Calciumsupplementation, da diese zuvor mit gastrointestinalen Nebenwirkungen einherging.

Kommentar

Die geschilderten Schmerzen sind nicht typisch für eine Wirbelkörperfraktur. Wenn man diese dennoch als Einstiegskriterium in den Algorithmus der Leitlinien wertet, sollte primär Röntgendiagnostik erfolgen. Hier zeigte sich eine verwaschene Knochenstruktur, sodass bereits radiologisch der Verdacht auf eine osteomalazische Komponente geäußert werden konnte. Laborchemisch findet sich ein ausgeprägter sekundärer Hyperparathyreoidismus, der bei normalem Kreatinin sowie aufgrund der Anamnese mit Zustand nach Magenresektion als gastrointestinaler Hyperparathyreoidismus gewertet werden kann. Unter relativ hoch dosierter Vitamin-D-Substitution konnte eine weitgehende Normalisierung der Laborwerte (noch leicht erhöhte alkalische Phosphatase, iPTH im oberen Normbereich) erreicht werden, obwohl eine Calciumsupplementation mit verschiedensten Präparaten nicht vertragen wurde. Bereits kurz nach Einleitung der Therapie war auch eine deutliche Besserung der Schmerzen festzustellen, nach 2 Monaten war die Patientin schmerzfrei. Derzeit nimmt sie 20 000 IE Cholecalciferol einmal wöchentlich ein.

Patient 14

Anamnese

Die 46-jährige Fabrikarbeiterin war zu Hause gestürzt und hatte sich eine mediale Schenkelhalsfraktur links zugezogen. Diese wurde zunächst mit einer Dreischraubenosteosynthese, später wegen einer Hüftkopfnekrose mit einer zementfreien Hüfttotalendoprothese versorgt. Bei Erhebung der osteoporosespezifischen Risikofaktoren gab die Patientin eine Osteoporose des Vaters an sowie die langjährige Einnahme von Thyronajod 75 wegen Hypothyreose. Es lagen regelmäßige Zyklusblutungen vor.

Klinik

46-jährige, 162 cm große und 58 kg schwere Patientin in gutem Allgemein- und Ernährungszustand. Rechtskonvexe thorakolumbale Seitausbiegung der Wirbelsäule. Kein lokaler Druck- oder Klopfschmerz über der Wirbelsäule. Kein Stauchungsschmerz der Wirbelsäule. Paravertebrale Muskulatur normoton.

Labor

GPT 71 U/l, alkalische Phosphatase 81 U/l, Kreatinin 0,72 mg/dl, CRP 4,0 mg/l, BSG 24 mm n. W., Hb 11,5 g/dl, Leukozyten 6000 µl, Thrombozyten 312 000 µl, Calcium 2,09 mmol/l, Phosphat 3,39 mg/dl.

Röntgen

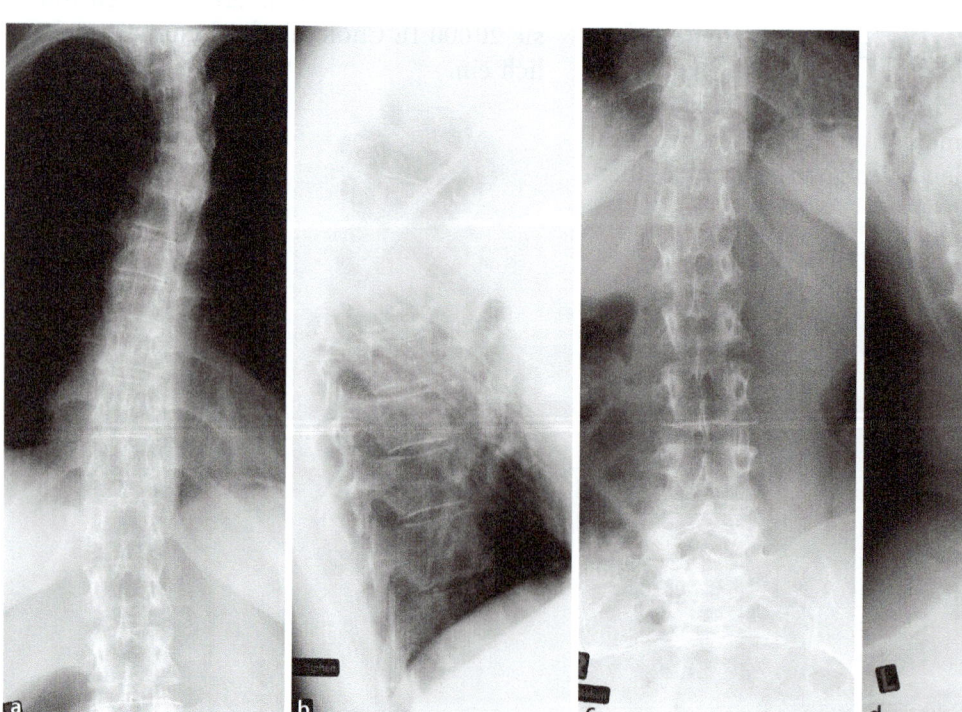
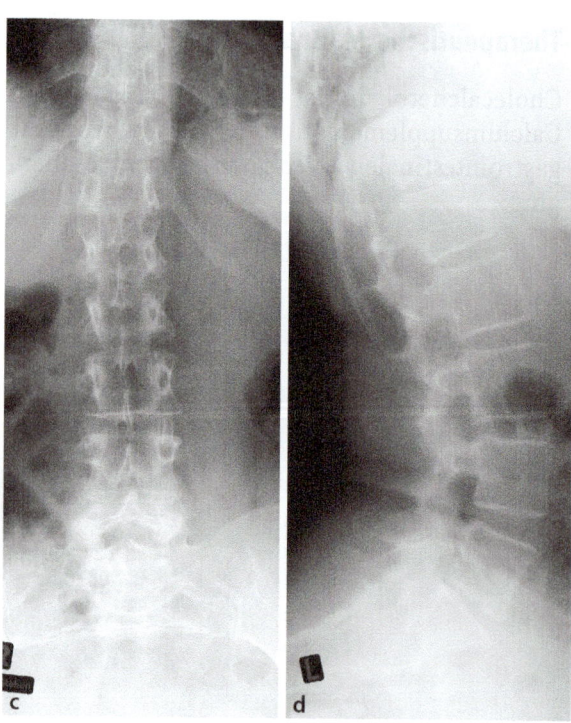

BWS a.-p. und seitlich

LWS a.-p. und seitlich

DXA

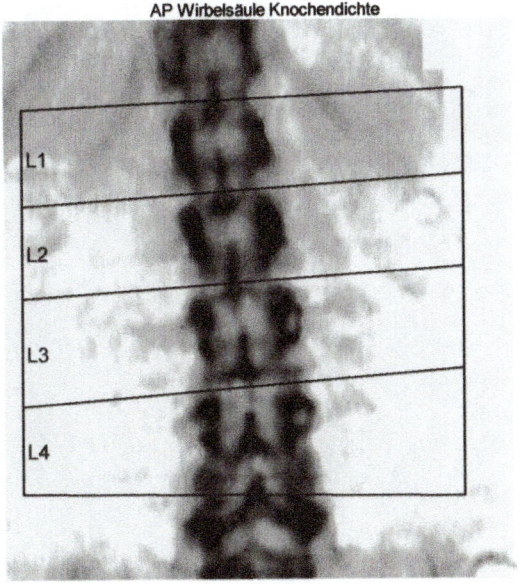

AP Wirbelsäule Knochendichte

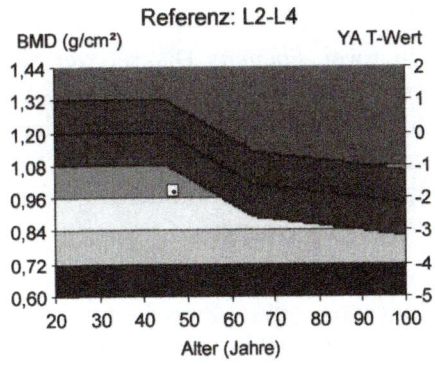

Referenz: L2-L4

Bereich	BMD[1] (g/cm²)	Junge Erw.[2] T-Wert	Altersvergl.[3] Z-Wert
L1	0,967	-1,4	-1,2
L2	1,043	-1,3	-1,2
L3	0,963	-2,0	-1,8
L4	0,973	-1,9	-1,8
L2-L4	0,989	-1,8	-1,6

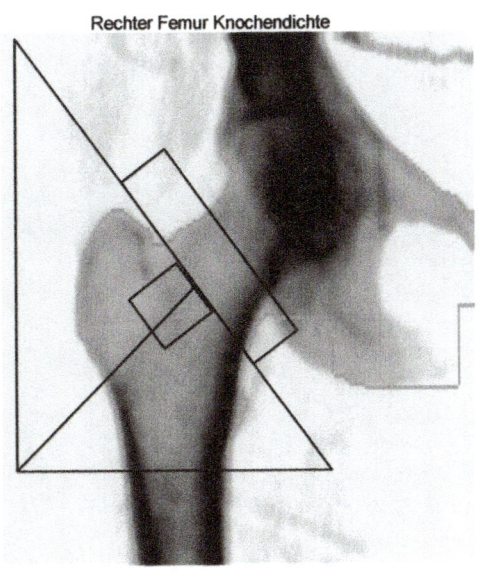

Rechter Femur Knochendichte

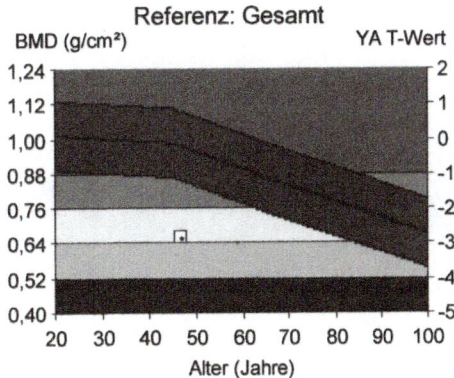

Referenz: Gesamt

Bereich	BMD[1] (g/cm²)	Junge Erw.[2] T-Wert	Altersvergl.[3] Z-Wert
Hals	0,690	-2,4	-2,1
Wards	0,476	-3,3	-2,7
Troch	0,440	-3,2	-3,1
Schaft	0,794	-	-
Gesamt	0,661	-2,8	-2,6

Befunde

Röntgen

BWS in zwei Ebenen: Diskret verminderte Kyphosierung der BWS, in der a.-p.-Aufnahme linkskonvexe Seitausbiegung der BWS mit rechtskonvexem Gegenschwung thorakolumbal. Keine Höhenminderung der dargestellten Wirbelkörper.

LWS in zwei Ebenen: Fünfgliedrige LWS, Verminderung des Zwischenwirbelraumes L5/S1. Normale Höhe der Lendenwirbelkörper. Angedeutete Rahmenstruktur und vermehrte längstrabekuläre Zeichnung.

DXA

T-Score L2–L4: –1,8.

T-Score total Femur: –2,8.

Beurteilung: Osteoporose.

Welche Konsequenzen ergeben sich aus den vorliegenden Befunden?

▮ Welche Diagnose stellen Sie?

▮ Wie interpretieren Sie den Fall laut dem Case Finding der DVO-Leitlinie?

▮ Was sind die Therapieziele?

▮ Welche therapeutischen Maßnahmen ergreifen Sie?

Diagnose

Mediale Schenkelhalsfraktur bei Osteoporose.

Einordnung in die DVO-Leitlinien

Eine Abklärung entsprechend den DVO-Leitlinien ist bei der 46-jährigen prämenopausalen Frau nicht möglich.

Indikation für die Abklärung waren die erlittene periphere Fraktur (mediale Schenkelhalsfraktur) ohne größeres Trauma und die Risikofaktoren für eine Osteoporose.

Therapie

Therapieziel

Vermeidung weiterer Frakturen.

Therapeutische Maßnahmen

Die Therapie der prämenopausalen Frau mit Osteoporose und pathologischer Fraktur ist weder durch die DVO-Leitlinien noch durch die Zulassung abgedeckt.

Im aktuellen Fall erhielt die Patientin Alendronat 70 mg als Wochentablette sowie die Basismedikation.

Kommentar

Ausschluss einer sekundären Ursache der Knochendichteminderung. Wenn eine ursächliche Therapie nicht möglich ist, sollte nach entsprechender Aufklärung der Patientin neben der Basismedikation eine „off label"-Therapie mit einem Bisphosphonat erfolgen.

Patient 15

Anamnese

Der 52-jährige Patient stellte sich mit einer vor 2 Monaten erlittenen Wirbelkörperfraktur (BWK 7) wegen therapierefraktärer Schmerzen (NSAR + Opiat) vor. Seit 8 Jahren war eine Osteoporose bekannt, die damals bei Dorsalgien, Keilwirbeln (LWK 1 und BWK 8) und erniedrigter Knochendichte (T-Wert LWS –3,66) diagnostiziert wurde. Bei knochenmarkhistologisch gesicherter Mastozytose bestand eine sekundäre Osteoporose. Die Therapie erfolgte mit Cromoglicinsäure sowie Calcium- und Vitamin-D-Supplementation und seit 7 Jahren mit Alendronat, vor 6 Jahren war zusätzlich eine Fluoridtherapie eingeleitet worden (Ospur F25 2-mal 1), die für 3 Jahre erfolgte.

Das akute Schmerzereignis trat beim Aufsetzen aus dem Bett auf, mitgebrachte Röntgenbilder zeigten eine Wirbelkörpersinterung von BWK 7, die sich auf 4 Jahre zuvor angefertigten Röntgenbildern nicht dargestellt hatte.

Klinik

52-jähriger, 185 cm großer und 82 kg schwerer Patient in befriedigendem Allgemein- und gutem Ernährungszustand. Abgeflachte Lendenlordose und deutlich verstärkte, fixierte Hyperkyphosierung der BWS. Deutliche Bewegungseinschränkung der Wirbelsäule (Zeichen nach Schober 2 cm, Zeichen nach Ott 0 cm, FBA 40 cm). Ausgeprägter Klopfschmerz mit Maximum im Bereich der mittleren BWS, weniger ausgeprägt auch im Bereich der übrigen Wirbelsäule.

Labor

Calcium 2,51 mmol/l, Phosphat 1,61 mmol/l, Kreatinin 1,0 mg/dl, GPT 20 U/l, alkalische Phosphatase 221 U/l, LDH 179 U/l, BSG 8 mm n. W., Hb 15,7 g/dl, Leukozyten $9,0 \cdot 10^9$/l, Thrombozyten $827 \cdot 10^9$/μl.

Röntgen

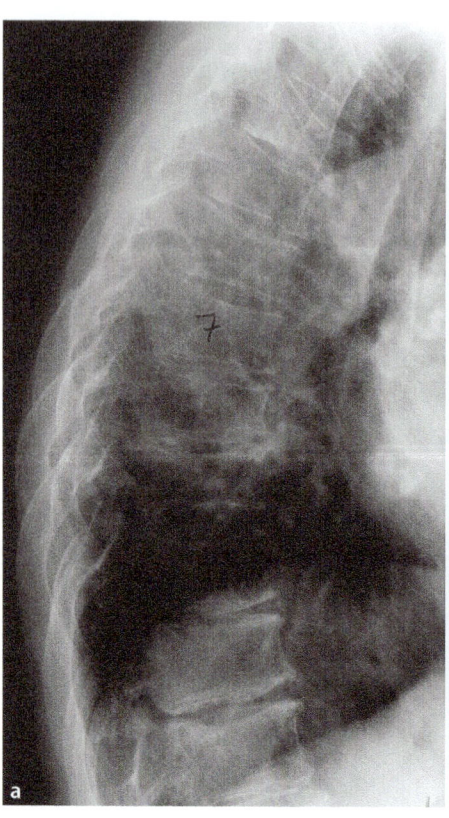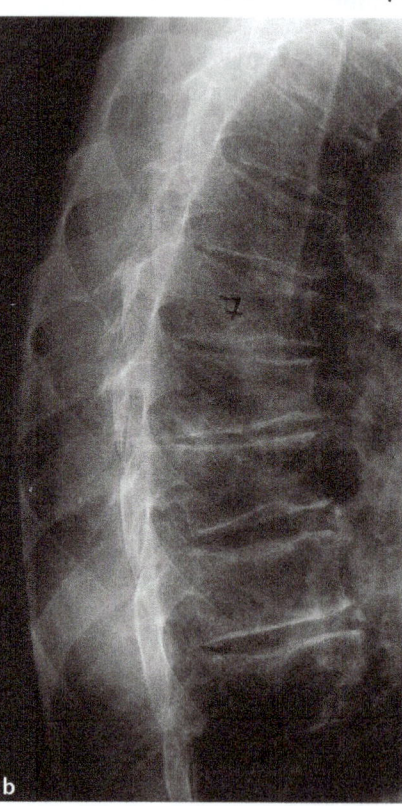

BWS seitlich im Verlauf

DXA

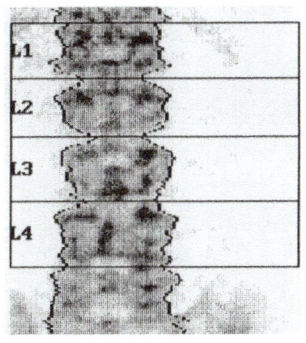

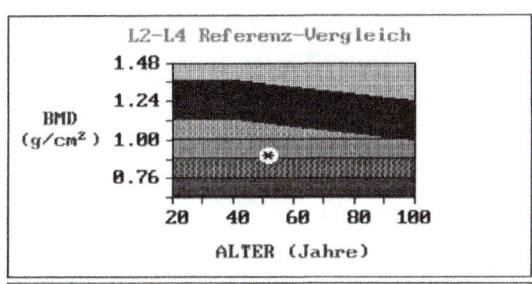

LUNAR®   IMAGE NOT FOR DIAGNOSIS

REGION	BMD[1] g/cm²	Junge Erwachsene[2] %	T	Altersgemäß[3] %	Z
L1	0.953	82	-1.72	84	-1.51
L2	0.865	70	-3.13	71	-2.92
L3	0.897	72	-2.86	74	-2.65
L4	0.943	76	-2.48	78	-2.27
L1-L2	0.909	76	-2.42	77	-2.21
L1-L3	0.905	75	-2.54	76	-2.33
L1-L4	0.916	75	-2.54	77	-2.33
L2-L3	0.882	71	-2.99	73	-2.78
L2-L4	0.904	73	-2.80	74	-2.59
L3-L4	0.921	74	-2.66	76	-2.45

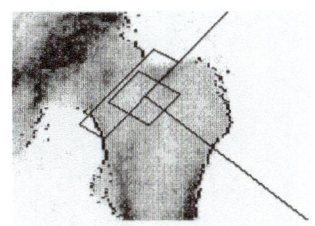

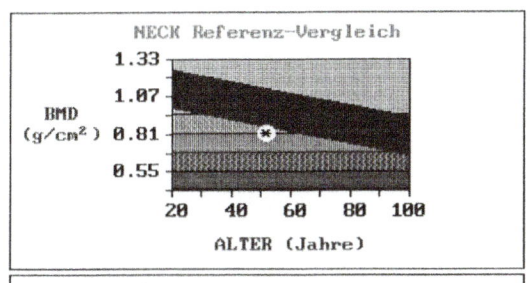

LUNAR®   IMAGE NOT FOR DIAGNOSIS

NECK	: BMC[5] (gramm) = 6.00	FLÄCHE[5] (cm²) = 7.33
WARD.	: BMC[5] (gramm) = 4.25	FLÄCHE[5] (cm²) = 5.97
TROCH.	: BMC[5] (gramm) = 11.08	FLÄCHE[5] (cm²) = 14.99

REGION	BMD[1] g/cm²	Junge Erwachsene[2] %	T	Altersgemäß[3] %	Z
NECK	0.819	77	-1.93	83	-1.26
WARD.	0.712	74	-1.91	86	-0.89
TROCH.	0.739	79	-1.74	82	-1.44

Befunde

Röntgen

BWS seitlich: Im Vergleich zur Aufnahme vom März 1999 (a) jetzt Ausbildung eines Keilwirbels BWK 7, beginnend auch von BWK 6 (b).

DXA

T-Score L1–L4: –2,54.

T-Score Femurhals: –1,93.

Beurteilung: Osteoporose.

Welche Konsequenzen ergeben sich aus den vorliegenden Befunden?

▍ Welche Diagnose stellen Sie?

▍ Wie interpretieren Sie den Fall laut dem Case Finding der DVO-Leitlinie?

▍ Was sind die Therapieziele?

▍ Welche therapeutischen Maßnahmen ergreifen Sie?

Diagnose

Sekundäre Osteoporose mit Wirbelkörperfrakturen bei Mastozytose.

Einordnung in die DVO-Leitlinien

Bei sekundärer Osteoporose ist nach den Leitlinien die Überweisung zum Facharzt zur weiteren diagnostischen Abklärung sowie zur Therapieeinleitung vorgesehen.

Therapie

Therapieziele

Schmerzlinderung, Vermeidung weiterer Frakturen, Verhinderung der Progression der Mastozytose.

Therapeutische Maßnahmen

Vertebroplastie, Absetzen der Analgetika, Fortsetzung der Behandlung mit Alendronat.

Kommentar

Vorstellungsgrund war eine neu aufgetretene Wirbelkörperfraktur unter Therapie mit Alendronat bei sekundärer Osteoporose. Primär galt es, dem durch die Schmerzen hochgradig in seiner Mobilität eingeschränkten und arbeitsunfähigen Patienten die Schmerzen zu nehmen. Da die Schmerzen zeitlich zweifelsfrei mit dem akuten Frakturereignis korrelierten, wurde die Möglichkeit einer Vertebroplastie, die in diesen Fällen rasche Schmerzlinderung bringen kann, diskutiert. Allerdings existieren hierzu keine Studien, die den Kriterien der Evidence based medicine genügen. Der Patient entschloss sich zu diesem Eingriff, der 2 Tage später komplikationslos durchgeführt wurde. Die analgetische Therapie konnte unmittelbar danach abgesetzt werden. Der Patient konnte seine Arbeit als Zahnarzt in der darauf folgenden Woche wieder aufnehmen, die damit verbundene Zwangshaltung führt jedoch nach jeweils ca. 2 Stunden zu erneuten Schmerzen.

Ferner wurde ein intensives, krankengymnastisch angeleitetes Training der Rumpfmuskulatur begonnen. Das Arbeiten in Kyphosehaltung sollte nach Möglichkeit gemieden werden.

Weiterhin ist zu überlegen, warum der Patient nach 7-jährigem Intervall eine erneute Fraktur erlitten hat. Sicherlich ist diese im Rahmen der Osteoporose erklärbar; dennoch muss geprüft werden, ob nicht eine Progression der Mastozytose oder eine andere Ursache hierfür verantwortlich ist. Vor diesem Hintergrund wäre eine Histologie aus dem frakturierten Wirbelkörper im Rahmen der Vertebroplastie wünschenswert gewesen. Andere Untersuchungen (Thoraxröntgen, MRT der BWS, Abdomensonographie, Beckenkammbiopsie) blieben ohne weiterführendes Resultat.

Letztlich ist noch zu diskutieren, wie die weitere antiosteoporostische Therapie zu gestalten ist. Die Datenlage zur Langzeittherapie mit Bisphosphonaten ist dürftig, was deren Effektivität anbelangt. Dennoch fällt es schwer, die antiresorptive Therapie kurz nach dem Frakturereignis abzusetzen, weil Alternativen mit besser nachgewiesener Wirksamkeit fehlen.

Patient 16

Anamnese

Die 67-jährige Patientin war auf der Treppe gestolpert und hatte sich mit der linken Hand abgefangen. Hierbei erlitt sie eine distale Radiusfraktur.

Klinik

67-jährige, 171 cm große und 64 kg schwere Patientin mit vermehrter BWS-Kyphose sowie Hyperlordose von HWS und LWS. Kein Wirbelsäulenklopfschmerz. Die Patientin berichtete über keinerlei Rückenschmerzen bei regelmäßiger sportlicher Aktivität.

Labor

- BSG
- Blutbild
- Calcium
- anorganisches Phosphat
- alkalische Phosphatase
- Kreatinin
- γ-GT
- GPT
- TSH basal
- Immunelektrophorese

Alle Werte unauffällig.

Röntgen

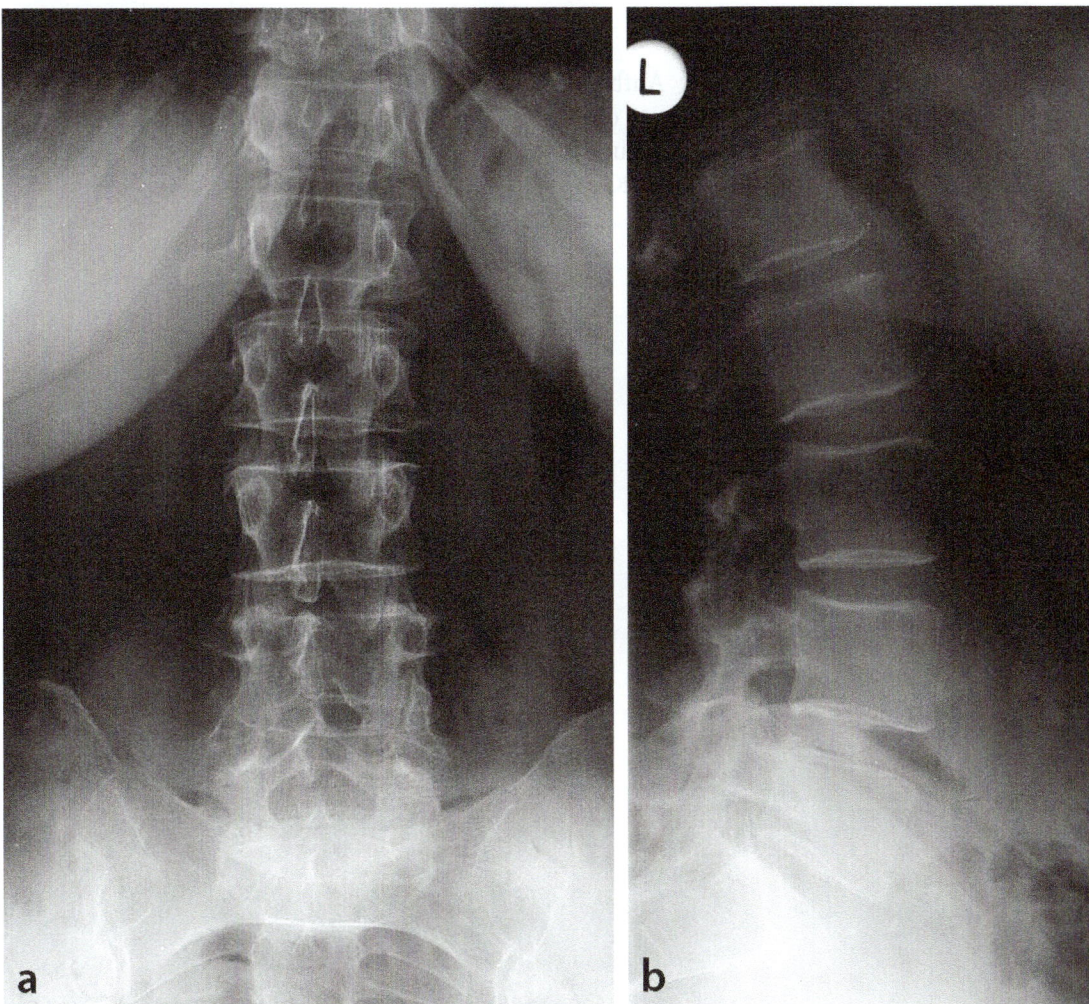

a

b

LWS a.-p. und seitlich

DXA

Lunar Region	BMD	T-Score
L1	0,922	−1,74
L2	0,971	−1,91
L3	0,994	−1,72
L4	0,801	−3,33
L1–L4	0,912	−2,23
Hals	0,959	−0,17
Ward's	0,748	−1,24
Trochanter	0,815	−0,22

Befunde

Röntgen

LWS in zwei Ebenen: Fünfgliedriger Aufbau der LWS, Betonung der Rahmenstruktur der Lendenwirbelkörper. Diskrete Grund- und Deckplatteneindellungen LWK 1 und LWK 2, Facettenasymmetrie L4/L5 und L5/S1.

DXA

T-Score L1–L4: –2,23.

T-Score Femurhals: –0,17.

Beurteilung: Osteopenie.

Welche Konsequenzen ergeben sich aus den vorliegenden Befunden?

▍ Welche Diagnose stellen Sie?

▍ Wie interpretieren Sie den Fall laut dem Case Finding der DVO-Leitlinie?

▍ Was sind die Therapieziele?

▍ Welche therapeutischen Maßnahmen ergreifen Sie?

Diagnose

Osteoporose bei postmenopausaler Frau mit peripherer Fraktur.

Einordnung in die DVO-Leitlinien

Aufgrund ihres Alters fällt die Patientin in die Leitlinie Osteoporose bei postmenopausaler Frau. Es liegt bereits eine periphere Fraktur (distale Radiusfraktur links) vor. Der T-Score der LWS liegt zwischen –2 SD und –2,5 SD. Röntgenaufnahmen der LWS in zwei Ebenen zeigen keine Wirbelkörperfraktur.

Therapie

Therapieziel

Vermeidung von weiteren peripheren Frakturen bzw. Wirbelkörperfrakturen.

Therapeutische Maßnahmen

Die Leitlinien empfehlen bei einer peripheren Fraktur und einem DXA-T-Score zwischen –2 SD und –2,5 SD eine ausreichende Grundversorgung mit Calcium (1500 mg/Tag) durch entsprechende Ernährung (Milch, Milchprodukte, grünes Gemüse, calciumreiches Mineralwasser). Calciumsupplemente sollten gegeben werden, wenn sich der Calciumbedarf durch eine entsprechende Ernährung nicht decken lässt. Eine antiresorptive Therapie ist nach den Leitlinien noch nicht erforderlich.

Kommentar

Bei der Patientin sollten ergänzend auch Röntgenaufnahmen der BWS in zwei Ebenen durchgeführt werden. Bei Nachweis einer Wirbelkörperfraktur im BWS-Bereich wäre eine Kombinationstherapie, bestehend aus der Basistherapie sowie einem Bisphosphonat (Alendronat 10 mg/Tag oder 70 mg/Woche oder Residronat 5 mg/ Tag bzw. 35 mg/Woche) oder einem SERM (Raloxifen 60 mg/Tag) indiziert. Eine DXA-Knochendichtemessung sollte bei der Patientin nach 2 Jahren wiederholt werden.

Patient 17

Anamnese

Die 62-jährige Patientin fühlte sich subjektiv gesund, normal leistungsfähig, keine wesentlichen Vorerkrankungen. Da Mutter, Großmutter, Schwester und Cousine an Osteoporose erkrankt sind, erhielt sie seit der Menopause mit 50 Jahren Hormonersatz. Eine auf Anraten des Gynäkologen durchgeführte Knochendichtemessung mittels Ultraschall an der Ferse ergab einen verminderten Wert. Die Patientin gab an, sie sei maximal 2 cm kleiner geworden, das Gewicht sei stabil. Sie sei sportlich aktiv, in den letzten 6 Monaten keine Stürze, keine Rückenschmerzen. Sie stellte sich mit der Frage des Frakturrisikos und der weiteren Therapie vor.

Labor

∎ BSG 6/12 mm n. W.
∎ Leukozyten 6,2/nl
∎ Erythrozyten 4,5/pl
∎ Hämoglobin 12,6 g/dl
∎ Hämatokrit 42,2%
∎ Thrombozyten 306/nl
∎ Differenzialblutbild unauffällig
∎ Calcium 2,21 mmol/l
∎ Phosphat 3,37 mg/dl
∎ alkalische Phosphatase 62 U/l
∎ Kreatinin 1,02 mg/dl
∎ γ-GT 15 U/l
∎ TSH 0,987 µU/ml
∎ Elektrophorese unauffällig

Klinik

62-jährige, 166 cm große und 72,8 kg schwere Patientin; BMI 26,4. Der körperliche Untersuchungsbefund war regelrecht.

Sonodensitometrie

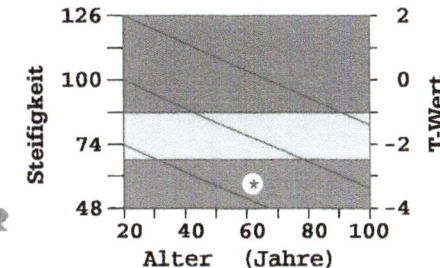

LUNAR

Steifigkeit [1]	58 ± 2
% J. Erwachsene [2]	58 ± 2
% altersgemäß [3]	75 ± 2

linke Ferse

Alter (Jahre)	62	Gewicht (kg)	0	Ethnik	W
M/F	F	Größe (cm)	0	System	20 786
Steifigkeit	58	SOS (m/s)	1474	BUA (dB/MHz)	98

Steifigkeit [1]

J. Erwachsene [2]	58%	−3,23 T-Score
altersgemäß [3]	75%	−1,46 Z-Score

Befunde

Röntgen

Es fand keine Röntgendiagnostik statt.

Sonodensitometrie

Erniedrigung der Steifigkeit.

Welche Konsequenzen ergeben sich aus den vorliegenden Befunden?

▌ Welche Diagnose stellen Sie?

▌ Wie interpretieren Sie den Fall laut dem Case Finding der DVO-Leitlinie?

▌ Was sind die Therapieziele?

▌ Welche therapeutischen Maßnahmen ergreifen Sie?

Diagnose

Laut Familienanamnese und Sonodensitometrie erhöhtes Risiko für Osteoporose.

Einordnung in die DVO-Leitlinien

Die Patientin ist durch die DVO-Leitlinien nicht abgedeckt, da
▮ die Indikation für eine Abklärung nicht gegeben war, weil die Patientin nach den Leitlinien nicht als Hochrisikopatientin einzustufen ist;
▮ die Bestimmung der Knochendichte nicht mit dem DXA-Verfahren durchgeführt, sondern eine Ultraschallmethode an der Ferse angewandt wurde.

Therapie

Therapieziel

Verhinderung der ersten pathologischen Fraktur.

Therapeutische Maßnahmen

Der Patientin wurden Ratschläge zur Optimierung der Ernährung bezüglich des Calciums gegeben, außerdem Anleitung zu einem osteoporoseoptimierten Sportprogramm. Bei der sportlich aktiven und völlig mobilen Patienten wurde auf eine zusätzliche Vitamin-D-Supplementation verzichtet.

Kommentar

Obwohl dieser Fall durch die DVO-Leitlinien nicht abgedeckt ist, ergaben sich auch bei dieser in der Praxis sehr häufig anzutreffenden Konstellation Entscheidungshilfen durch die Leitlinien. Die Patientin erfüllt keinen der Hochrisikofaktoren, die für die Einleitung einer spezifischen Behandlung zum Beispiel mit einem Bisphosphonat laut Leitlinie erforderlich sind. Die ausgeprägte familiäre Belastung wird nach den Leitlinien nicht als Hochrisikofaktor bewertet. Eine sekundäre Osteoporose wurde anamnestisch, klinisch und laborchemisch ausgeschlossen.

Eine Röntgendiagnostik der Wirbelsäule wurde nicht durchgeführt. Da sich anamnestisch und klinisch keinerlei Hinweise auf eine Fraktur ergaben, erscheint dies vertretbar. Damit ist auch die zusätzliche Bestimmung der Knochendichte mittels eines DXA-Verfahrens entbehrlich, da keine Ergebniskonstellation vorstellbar ist, die zu einer anderen Therapieentscheidung als der oben angegebenen führen würde.

Allerdings fällt auch die diagnostische Einordnung der Patientin schwer, da die familiäre Belastung sowie die auffällige Sonodensitometrie allein sicherlich nicht ausreichend sind, die Diagnose „Osteoporose" zustellen. Weil die Patientin sicherlich ein erhöhtes Risiko für die Entwicklung einer Osteoporose aufweist, ist eine Nachuntersuchung nach 2–3 Jahren zu empfehlen. Sollte sich dann die Indikation zur Knochendichtemessung ergeben, wäre ein DXA-Verfahren zu empfehlen.

An diesem Fall erkennt man sehr klar, dass in den Leitlinien sowohl für die Diagnosestellung der Osteoporose als auch für die weitere Abklärung der Frakturgefahr andere Risikofaktoren gegenüber der alleinigen Knochendichtemessung in den Vordergrund gerückt worden sind.

Patient 18

Anamnese

Nach einem Hirninfarkt mit rechtsseitiger Hemiparese stürzte die 74-jährige Patientin im Rahmen einer Rehabilitationsmaßnahme und zog sich dabei eine rechtsseitige pertrochantäre Femurfraktur zu. Diese wurde mit einer dynamischen Hüftschraube versorgt.

Bei Erhebung der osteoporosespezifischen Risikofaktoren gab die Patientin eine Oberarmfraktur an.

Klinik

74-jährige, 170 cm große und 65 kg schwere Patientin in gutem Allgemein- und Ernährungszustand. Physiologische Wirbelsäulenkrümmung. Kein lokaler Druck- oder Klopfschmerz über der Wirbelsäule. Kein Stauchungsschmerz der Wirbelsäule. Paravertebrale Muskulatur normoton.

Unsicheres Gangbild. Kraftminderung der rechten unteren Extremität mit Streckhebung Kraftgrad III und Hüftbeugung Kraftgrad IV.

Labor

Alkalische Phosphatase 116 U/l, GPT 38 U/l, γ-GT 57 U/l, anorganisches Phosphat 4,52 mg/dl, γ-Globuline 10,7%. Die übrigen erhobenen Parameter lagen im Normbereich.

Röntgen

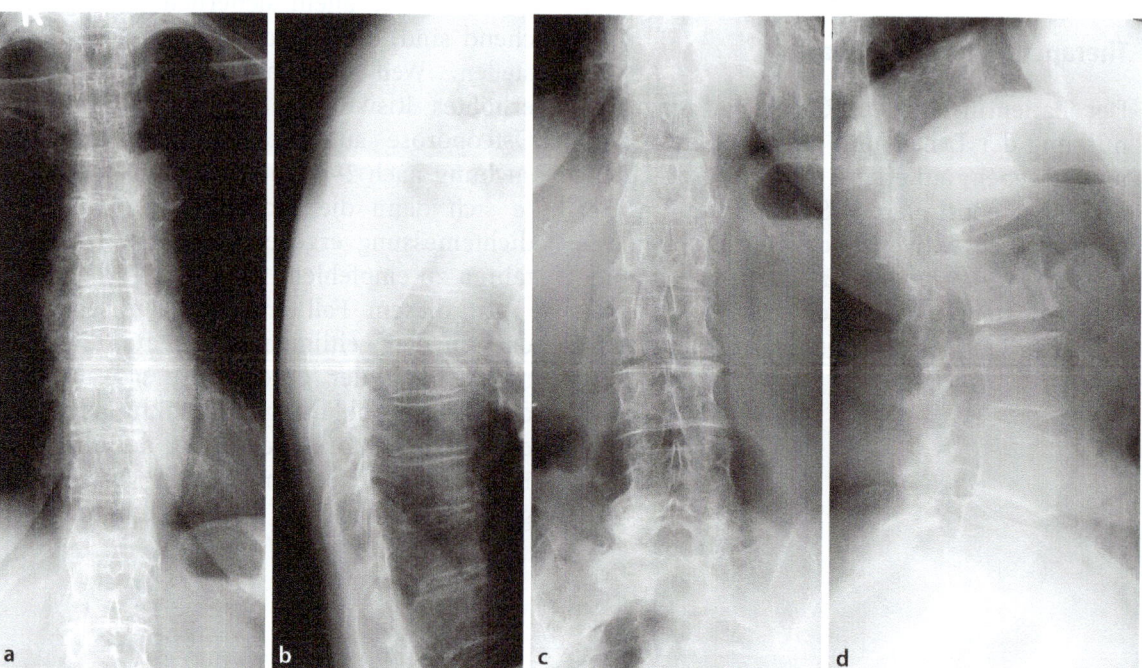

a b BWS a.-p. und seitlich

c d LWS a.-p. und seitlich

DXA

AP Wirbelsäule Knochendichte

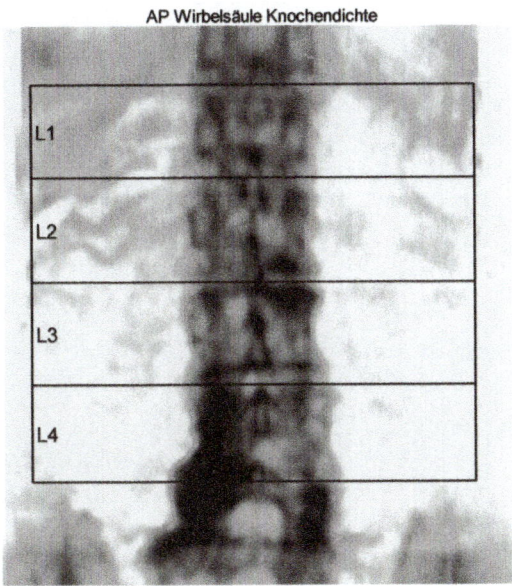

Referenz: L2-L4

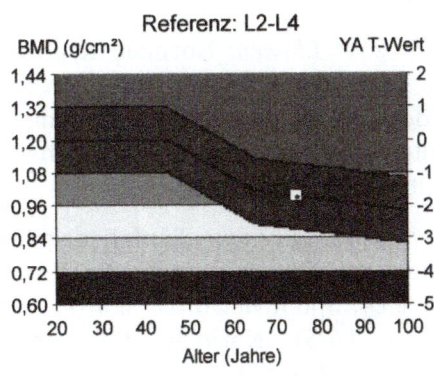

Bereich	BMD[1] (g/cm²)	Junge Erw.[2] T-Wert	Altersvergl.[3] Z-Wert
L1	0,836	-2,5	-0,7
L2	0,870	-2,8	-1,0
L3	0,984	-1,8	-0,1
L4	1,119	-0,7	1,1
L2-L4	0,995	-1,7	0,0

Linker Femur Knochendichte

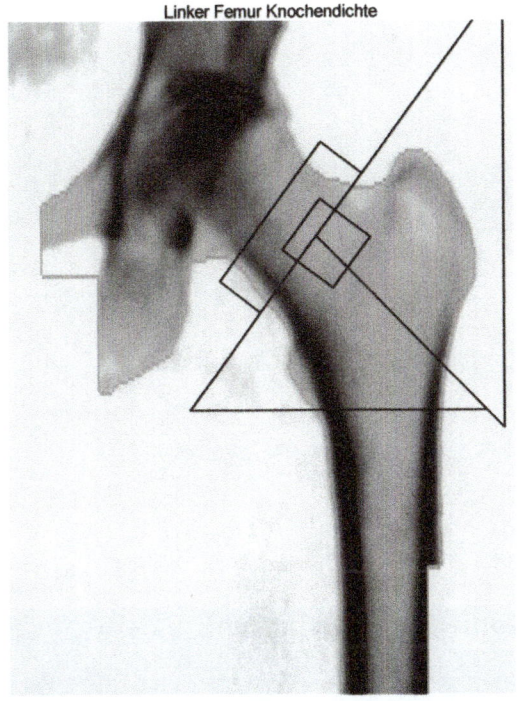

Referenz: Gesamt

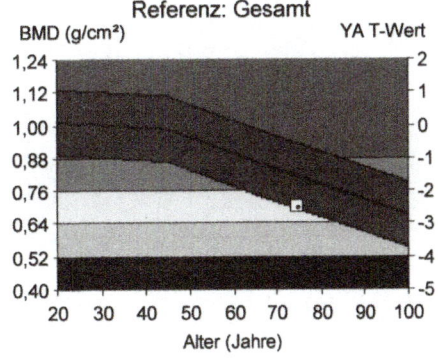

Bereich	BMD[1] (g/cm²)	Junge Erw.[2] T-Wert	Altersvergl.[3] Z-Wert
Hals	0,732	-2,1	-0,3
Wards	0,482	-3,3	-1,0
Troch	0,542	-2,3	-1,2
Schaft	0,870	-	-
Gesamt	0,708	-2,4	-0,9

Befunde

Röntgen

BWS in zwei Ebenen: Normale Kyphose der BWS. Höhe der dargestellten Wirbelkörper und der Zwischenwirbelräume normal. Angedeutete Rahmenstruktur sämtlicher dargestellter BWK.

LWS in zwei Ebenen: Fünfgliedrige LWS, linkskonvexe Seitausbiegung der LWS mit Scheitel L4, Spondylarthrose L5/S1, Spondylolisthesis L5/S1. Normale Höhe der Wirbelkörper und der Intervertebralräume. Vermehrte Sklerosierung der angrenzenden Grund- und Deckplatten L2/3.

DXA

T-Score L2–L4: –1,7.

T-Score total Femur: –2,4.

Beurteilung: ausgeprägte Osteopenie.

Welche Konsequenzen ergeben sich aus den vorliegenden Befunden?

▌ Welche Diagnose stellen Sie?

▌ Wie interpretieren Sie den Fall laut dem Case Finding der DVO-Leitlinie?

▌ Was sind die Therapieziele?

▌ Welche therapeutischen Maßnahmen ergreifen Sie?

Diagnose

Ausgeprägte Osteopenie bei pertrochantärer Femurfraktur links.

Hemiparesebedingte Gangunsicherheit nach Apoplex.

Einordnung in die DVO-Leitlinien

Eine Abklärung entsprechend den DVO-Leitlinien für die postmenopausale Frau ist möglich, da die Patientin das 75. Lebensjahr noch nicht erreicht hat.

Therapie

Therapieziele

Sturzvermeidung. Vermeidung weiterer Frakturen.

Therapeutische Maßnahmen

In Anbetracht des kurz zurückliegenden Apoplexes mit Hemiparese rechts und daraus resultierenden erheblichen koordinativen Einschränkungen mit deutlich erhöhter Sturzgefahr erfolgte neben der Calcium- und Vitamin-D-Supplementation sowie den allgemeinen Empfehlungen zur Sturzprophylaxe die Gabe eines Bisphosphonats sowie die Verordnung von Krankengymnastik zur Verbesserung der Koordination.

Kommentar

Die Indikation zur Abklärung bestand bei dieser Patientin aufgrund der erlittenen Femurfraktur. Bei peripherer Fraktur, fehlender Wirbelfraktur und einer Knochendichte im osteopenischen Bereich werden nach der Leitlinie die Calcium- und Vitamin-D-Supplementation sowie allgemeine Empfehlungen zur Sturzprophylaxe vorgeschlagen.

Patient 19

Anamnese

Die 79-jährige Rentnerin klagte über chronisch rezidivierende Rückenschmerzen. Befragt nach Frakturen in der Vergangenheit berichtete sie über eine distale Unterarmfraktur links vor 3 Jahren. Sie sei in den letzten Jahren ca. 4 cm kleiner geworden, kein Sturzereignis in den letzten 6 Monaten.

Klinik

79-jährige, 167 cm große und 72 kg schwere Patientin in gutem Allgemein- und Ernäh-

rungszustand. Abgeflachte Lendenlordose und beginnende Hyperkyphosierung der BWS. Allenfalls geringgradig ausgeprägtes Tannenbaumphänomen, kein Stauchungsschmerz der Rumpfwirbelsäule. Kein lokaler Klopf- oder Druckschmerz über den Dornfortsätzen der Wirbelsäule. Regelrechter paravertebraler Muskeltonus.

Labor

Calcium 2,33 mmol/l, Phosphat, 3,3 mg/dl, Kreatinin 0,89 mg/dl, GPT 15 U/l, alkalische Phosphatase 111 U/l, CRP 2,0 mg/l, BSG 26 mm n. W., Hb 11,0 g/dl, Leukozyten $5,8 \cdot 10^3/\mu l$, Thrombozyten $242 \cdot 10^3/\mu l$.

Röntgen

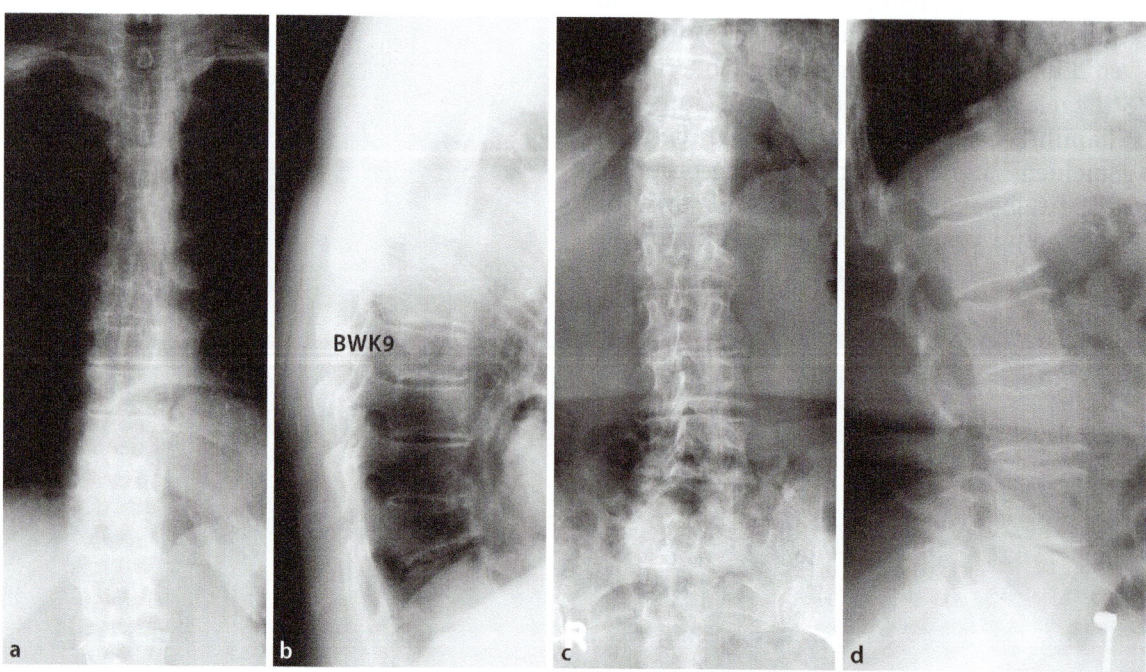

BWS a.-p. und seitlich   LWS a.-p. und seitlich

DXA

AP Wirbelsäule Knochendichte

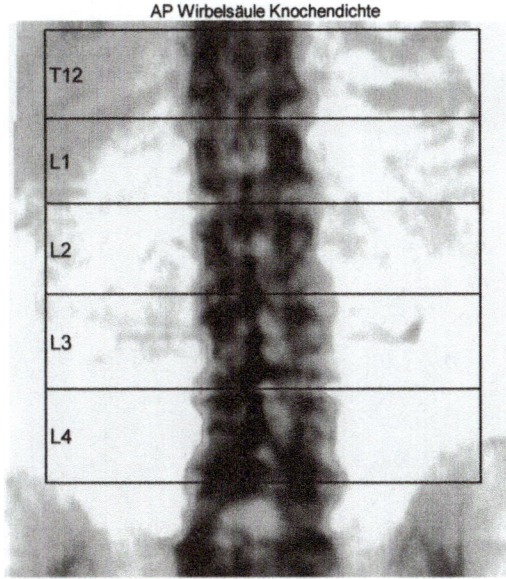

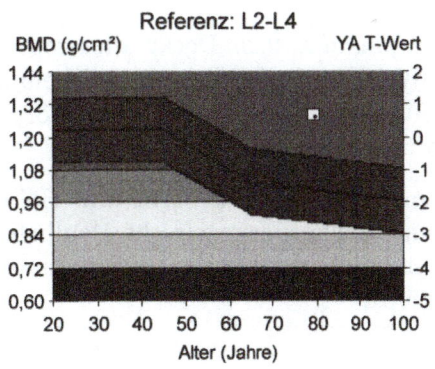

Referenz: L2-L4

Bereich	BMD[1] (g/cm²)	Junge Erw.[2] T-Wert	Altersvergl.[3] Z-Wert
L1	1,066	-0,5	1,1
L2	1,192	-0,1	1,5
L3	1,262	0,5	2,1
L4	1,371	1,4	3,0
L2-L4	1,281	0,7	2,3

Rechter Femur Knochendichte

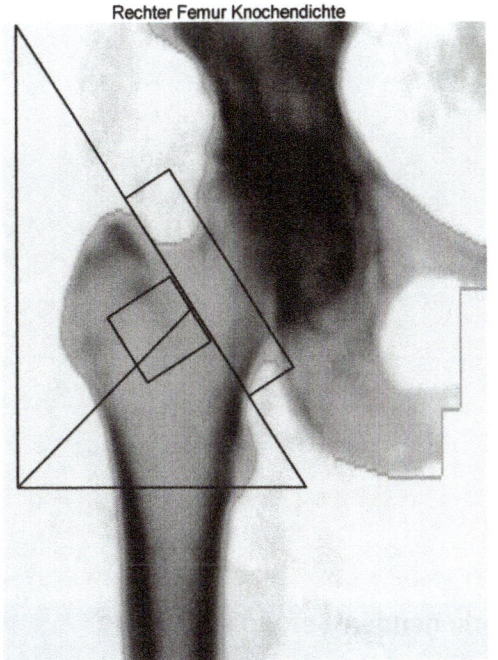

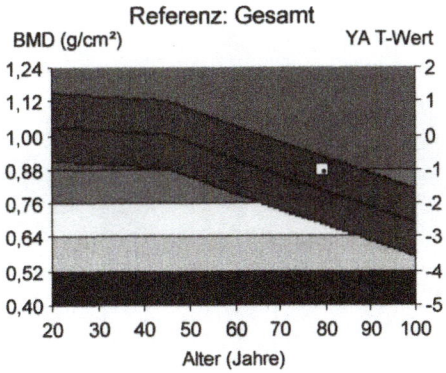

Referenz: Gesamt

Bereich	BMD[1] (g/cm²)	Junge Erw.[2] T-Wert	Altersvergl.[3] Z-Wert
Hals	0,838	-1,2	0,6
Wards	0,657	-1,9	0,3
Troch	0,855	0,6	1,7
Schaft	0,910	-	-
Gesamt	0,877	-1,0	0,6

Befunde

Röntgen

BWS a.-p. und seitlich: Deckplattenimpression von BWK 8 sowie deutliche Keilwirbelbildung von BWK 12. Übrige Brustwirbelkörper in Form und Höhe regelrecht.

LWS a.-p. und seitlich: Form und Höhe der Lendenwirbelkörper regelrecht. Deutliche Höhenminderung der Intervertebralräume L4/L5 und L5/S1.

DXA

T-Score L2–L4: 0,7.

T-Score total Femur: –1,0

Beurteilung: beginnende Osteopenie des Femurs.

Welche Konsequenzen ergeben sich aus den vorliegenden Befunden?

▌ Welche Diagnose stellen Sie?

▌ Wie interpretieren Sie den Fall laut dem Case Finding der DVO-Leitlinie?

▌ Was sind die Therapieziele?

▌ Welche therapeutischen Maßnahmen ergreifen Sie?

Diagnose

Osteoporose der älteren Frau mit Frakturen von BWK 8, BWK 12 und distalem Unterarm.

Einordnung in die DVO-Leitlinien

Osteoporose bei Frauen im höheren Lebensalter (>75 Jahre).

Indikation für die Abklärung bei der Patientin war das Auftreten einer peripheren Fraktur nach der Menopause und eine Größenabnahme von 4 cm.

Therapie

Therapieziel

Vermeidung weiterer Wirbelkörperfrakturen sowie weiterer peripherer Frakturen.

Therapeutische Maßnahmen

Bei unauffälligem Ergebnis weiterer osteologischer Abklärung und positiver Ulkusanamnese (Ulcus ventriculi vor 4 Monaten) erhielt die Patientin neben der Basistherapie (500 mg Calcium + 400 IE Cholecalciferol) Raloxifen 60 mg/Tag, da bereits zwei Wirbelkörperfrakturen und eine periphere Fraktur (distale Radiusfraktur links) aufgetreten waren. Die DXA-Knochendichtemessung sollte nach 2 Jahren wiederholt werden.

Kommentar

Bei einem DXA-T-Score > –2 ist der Nutzen einer speziellen Pharmakotherapie nicht untersucht, es sind primär andere Ursachen (Osteolysen/Metastasen) auszuschließen. Der Einsatz des SERM erfolgte in diesem Fall „off label", da bereits drei osteoporosetypische Frakturen vorausgegangen waren.

Patient 20

Anamnese

61-jährige, frühere Gymnastiklehrerin. Vorstellung in der Praxis wegen Thoraxwandschmerzen nach heftiger Umarmung. Radiologischer Nachweis einer Fraktur der 7. Rippe links ohne Dislokation. Außerdem seit 6 Monaten zunehmend diffuse Lumbalschmerzen. Kein Größenverlust. Keine anamnestischen Auffälligkeiten hinsichtlich Magen-Darm-Trakt, Schilddrüse, Nieren, Leber. Kein Diabetes mellitus, keine rheumatische Vorerkrankung, kein Alkohol-/Nikotinabusus.

Menarche mit 18 Jahren, Menopause mit 45 Jahren. Mutter wegen Osteoporose in Behandlung.

Labor

- BSG
- Calcium
- Phosphat
- Kreatinin
- GPT
- alkalische Phosphatase
- basales TSH
- Gesamteiweiß
- Elektrophorese
- Blutbild
- CRP

Alle Werte unauffällig.

Klinik

61-jährige, 167 cm große, 55 kg schwere Frau in gutem Allgemeinzustand, schlank (BMI 19,7). Inspirationsschmerz und Druckschmerz der unteren Rippen links, Dornfortsatzreihe der unteren BWS und LWS klopfschmerzhaft, kein Punctum maximum. Kein Wurzelkompressionsschmerz.

Röntgen

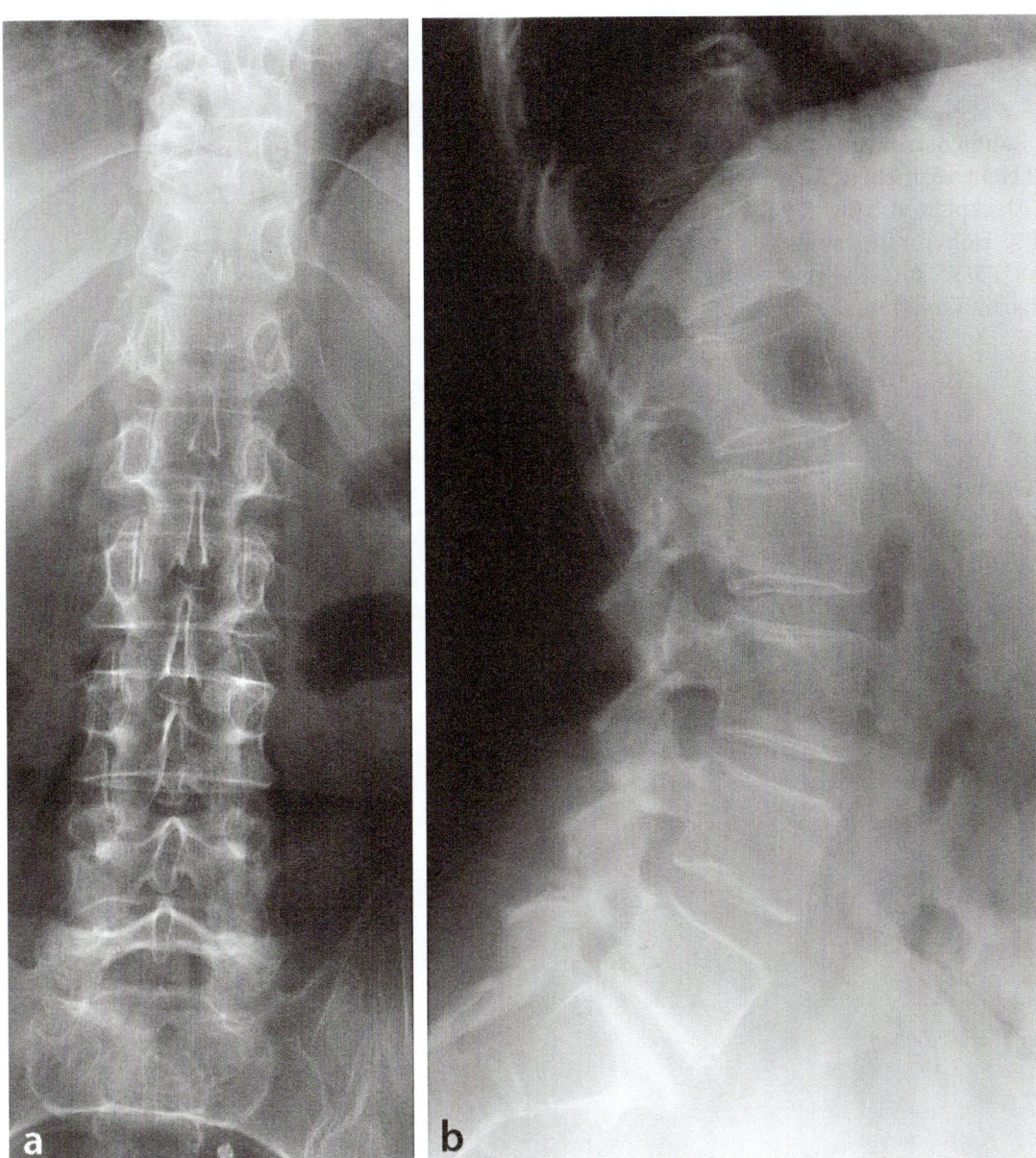

LWS a.-p. und seitlich

DXA

Hologic QDR 1000 Region	KMD	T-Score
L1	0,672	−2,30
L2	0,676	−3,20
L3	0,794	−2,63
L4	N/A	
L1–L3	0,718	−2,73

Befunde

Röntgen

LWS a.-p. und seitlich: Fünfgliedriger Aufbau der LWS, keine Seitausbiegung. Betonung der Rahmenstruktur der Lendenwirbelkörper. Leicht vermehrte Konkavität der Grund- und Deckplatten von BWK 12, LWK 1 und LWK 2. Höhenminderung des Intervertebralraums L5/S1 mit Unschärfe der Wirbelkörperabschlussplatten.

DXA

T-Score L1–L3: –2,73.

Beurteilung: Osteoporose.

Welche Konsequenzen ergeben sich aus den vorliegenden Befunden?

▌ Welche Diagnose stellen Sie?

▌ Wie interpretieren Sie den Fall laut dem Case Finding der DVO-Leitlinie?

▌ Was sind die Therapieziele?

▌ Welche therapeutischen Maßnahmen ergreifen Sie?

Diagnose

Osteoporose der postmenopausalen Frau.

Einordnung in die DVO-Leitlinien

Osteoporose der postmenopausalen Frau. Die Indikation für die weitere Abklärung ergibt sich aus dem Vorhandensein einer peripheren Fraktur (Rippenfraktur) und einem BMI < 20.

Therapie

Therapieziel

Vermeidung weiterer Frakturen.

Therapeutische Maßnahmen

Bei einem T-Score < –2,5 kommen sowohl die allgemeinen Empfehlungen als auch die spezielle Pharmakotherapie der Leitlinien zur Anwendung.

Daher zu den bereits vorhandenen günstigen Lebensgewohnheiten wie calciumreiche Ernährung, Bewegung, Aufenthalt im Freien zusätzlich Pharmakotherapie mit 500 mg Calcium, 400 IE Vitamin D_3 und Risedronat 35 mg 1-mal pro Woche.

Kommentar

Alternativ zur Gabe von Risedronat 35 mg pro Woche kommen die tägliche Dosis von 5 mg, der Einsatz von Alendronat 10 mg pro Tag oder 70 mg pro Woche oder die Behandlung mit 60 mg Raloxifen pro Tag in Frage. Die Entscheidung zur speziellen Pharmakotherapie mit einem Bisphosphonat oder Raloxifen beruht auf der erniedrigten Knochendichte (T-Score < –2,5) und dem Hochrisikofaktor niedriger BMI. Die periphere Fraktur ohne Hochenergietrauma wäre alleine keine Indikation, da für diese Konstellation der Nutzen einer speziellen Pharmakotherapie nicht erwiesen ist.

Patient 21

Anamnese

Die 47-jährige Küchenhilfe war zu Hause gestürzt und hatte sich eine mediale Schenkelhalsfraktur links zugezogen. Diese wurde mit einer dynamischen Hüftschraube versorgt. Bei Erhebung der osteoporosespezifischen Risikofaktoren nannte die Patientin eine primäre Amenorrhö. Auf weiteres Befragen wurde ein Turner-Syndrom als deren Ursache angegeben, eine Hormonsubstitution erfolgte nicht.

Klinik

47-jährige, 154 cm große und 53 kg schwere Patientin in gutem Allgemein- und Ernährungszustand. Physiologische Wirbelsäulenkrümmung. Kein lokaler Druck- oder Klopfschmerz über der Wirbelsäule. Kein Stauchungsschmerz der Wirbelsäule. Paravertebrale Muskulatur normoton.

Labor

Alle erhobenen Parameter lagen im Normbereich. Die zusätzlich bestimmten Pyridinoline im Urin waren mit 865 µg/g Kreatinin deutlich erhöht.

Röntgen

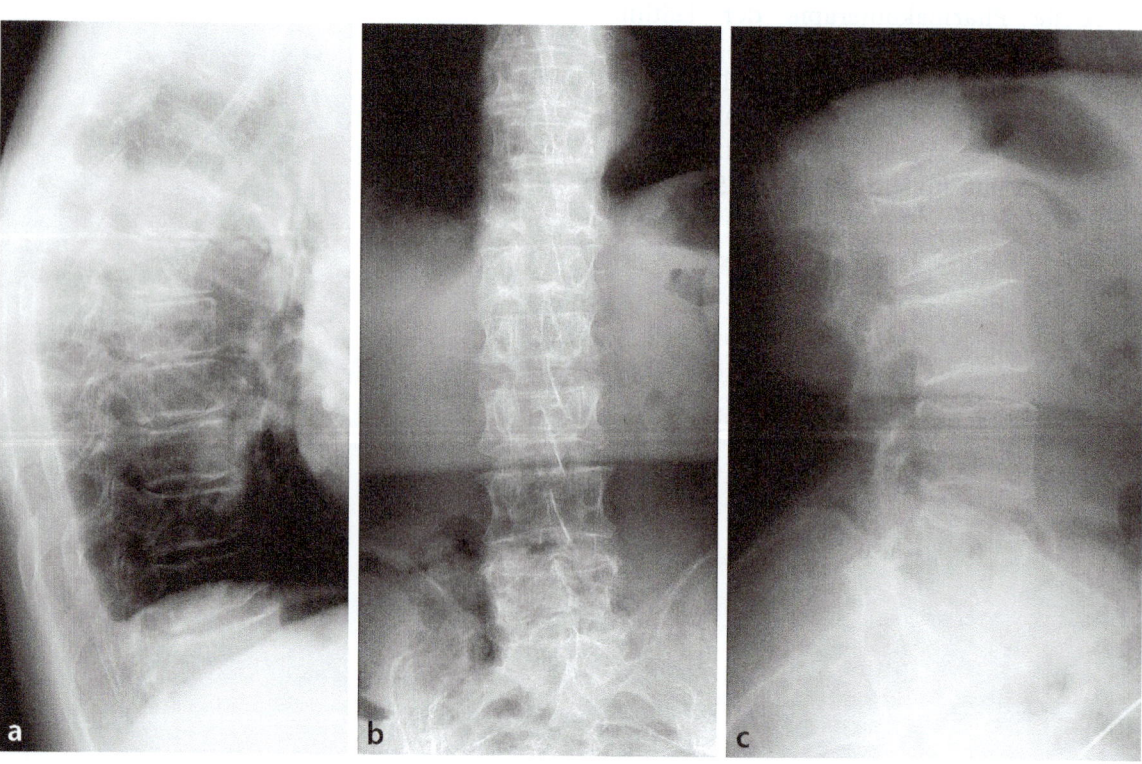

a BWS seitlich

b LWS a.-p. und seitlich

c

DXA

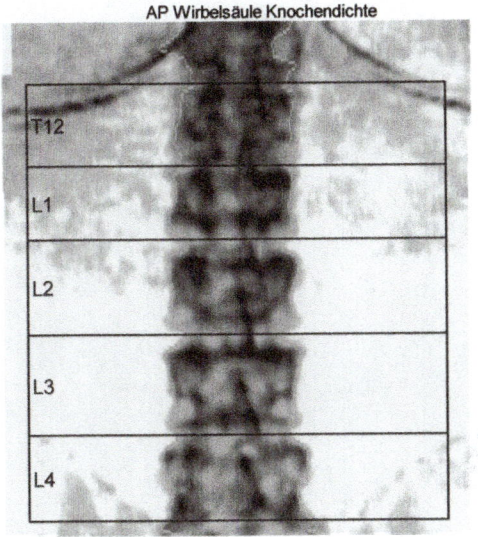

AP Wirbelsäule Knochendichte

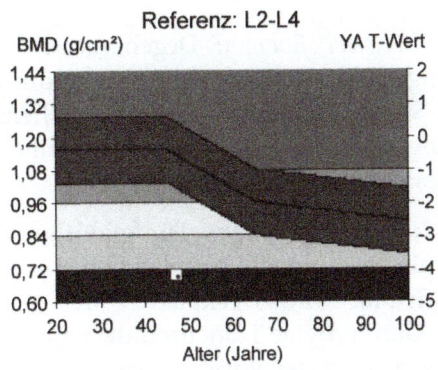

Referenz: L2-L4

Bereich	BMD[1] (g/cm²)	Junge Erw.[2] T-Wert	Altersvergl.[3] Z-Wert
L1	0,721	-3,4	-2,9
L2	0,734	-3,9	-3,4
L3	0,744	-3,8	-3,3
L4	0,617	-4,9	-4,4
L2-L4	0,699	-4,2	-3,7

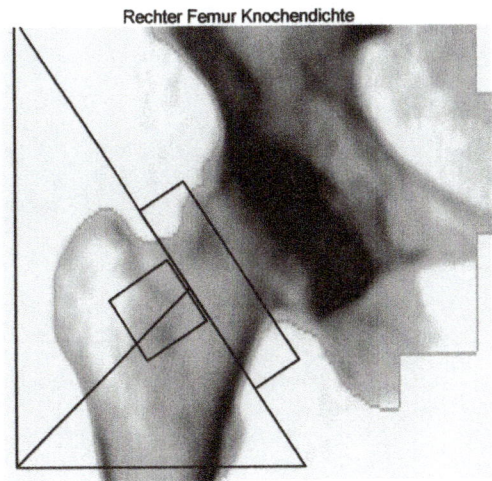

Rechter Femur Knochendichte

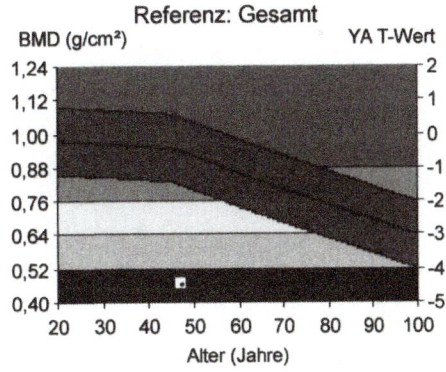

Referenz: Gesamt

Bereich	BMD[1] (g/cm²)	Junge Erw.[2] T-Wert	Altersvergl.[3] Z-Wert
Hals	0,675	-2,5	-1,9
Wards	0,393	-4,0	-3,2
Troch	0,246	-4,9	-4,6
Schaft	0,558	-	-
Gesamt	0,470	-4,4	-3,9

Befunde

Röntgen

BWS in zwei Ebenen: Degenerative Veränderungen der unteren BWS mit Spondylose und Spondylarthrose. Diskrete Höhenminderung BWK 12. Rahmenstruktur sämtlicher dargestellter BWK.

LWS in zwei Ebenen: Fünfgliedrige LWS, ventrale osteophytäre Randkantenausziehung der Grund- und Deckplatten der unteren LWS. Geringfügige Höhenminderung LWK 1, normale Höhe der übrigen Lendenwirbelkörper. Rahmenstruktur und vermehrte längstrabekuläre Zeichnung der LWK.

DXA

T-Score L2–L4: –4,2.

T-Score total Femur: –4,4.

Beurteilung: Osteoporose.

▮ Welche Konsequenzen ergeben sich aus den vorliegenden Befunden?

▮ Welche Diagnose stellen Sie?

▮ Wie interpretieren Sie den Fall laut dem Case Finding der DVO-Leitlinie?

▮ Was sind die Therapieziele?

▮ Welche therapeutischen Maßnahmen ergreifen Sie?

Diagnose

Sekundäre Osteoporose mit medialer Schenkelhalsfraktur bei Turner-Syndrom.

Einordnung in die DVO-Leitlinien

Eine Abklärung entsprechend der DVO-Leitlinien ist nicht möglich.

Die Indikation für die Abklärung wurde bei der Patientin in der erlittenen Schenkelhalsfraktur und dem möglichen Vorliegen einer sekundären Osteoporose bei Turner-Syndrom gesehen.

Therapie

Therapieziel

Vermeidung weiterer Frakturen.

Therapeutische Maßnahmen

Behandlung der Osteoporose mit einem Bisphosphonat, Calcium- und Vitamin-D-Supplementation sowie allgemeine Empfehlungen zur Sturzprophylaxe. Kontrolle der Knochendichte mittels DXA nach 2 Jahren.

Kommentar

Die Behandlung ist nur in Analogie zu den Empfehlungen der DVO-Leitlinien im Rahmen einer off lable-Gabe möglich.

Patient 22

Anamnese

Die 52-jährige kaufmännische Angestellte war während eines Straßenfestes auf die rechte Seite gefallen und hatte sich eine mediale Schenkelhalsfraktur zugezogen. Diese wurde 2 Tage später mit einer zementfreien Hüfttotalendoprothese versorgt. In der Anamnese lässt sich eine Hysterektomie vor 4 Jahren erfragen, seit einem Jahr bestehen typische Menopausenbeschwerden. Radiojodtherapie bei Struma vor 6 Jahren; die Patientin nimmt zur Zeit Prothyrid ein und befindet sich in regelmäßiger Kontrolle. Es besteht eine familiäre Belastung, bei beiden Eltern wurde eine Osteoporose diagnostiziert.

Klinik

52-jährige, 169 cm große und 77 kg schwere Patientin in gutem Allgemein- und Ernährungszustand. Physiologische Wirbelsäulenkrümmung. Kein lokaler Druck- oder Klopfschmerz über der Wirbelsäule. Kein Stauchungsschmerz der Wirbelsäule. Paravertebrale Muskulatur normoton. Freie Beweglichkeit der Wirbelsäule.

Labor

Drei Wochen postoperativ: alkalische Phosphatase 140 U/l, anorganisches Phosphat 4,62 mg/dl, CRP 17 mg/l, BSG 52 mm n. W. (1-Stunden-Wert). Die übrigen erhobenen Parameter lagen im Normbereich.

Fünf Wochen postoperativ: alkalische Phosphatase 130 U/l, anorganisches Phosphat 4,59 mg/dl, CRP 3 mg/l. Die übrigen erhobenen Parameter lagen im Normbereich.

Röntgen

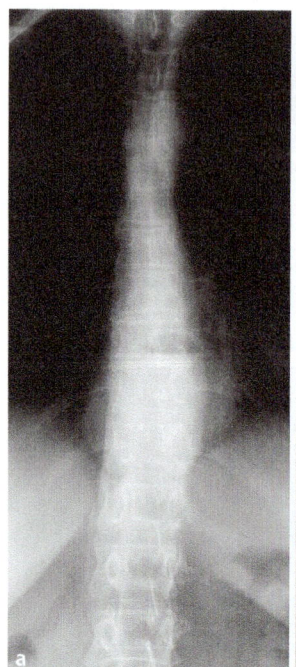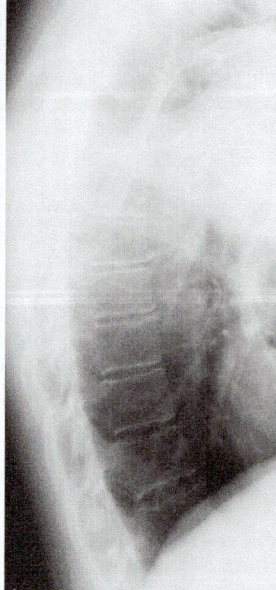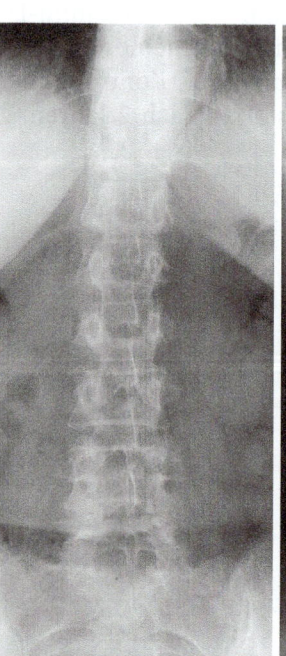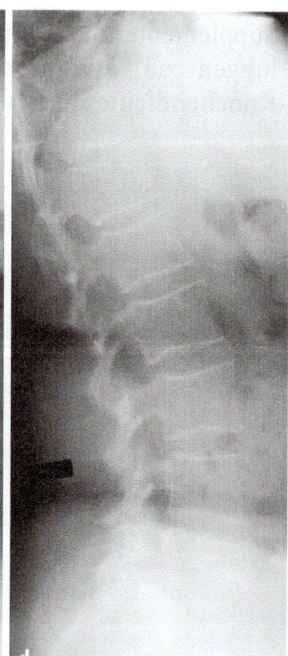

BWS a.-p. und seitlich　　　　　　　　　LWS a.-p. und seitlich

DXA

AP Wirbelsäule Knochendichte

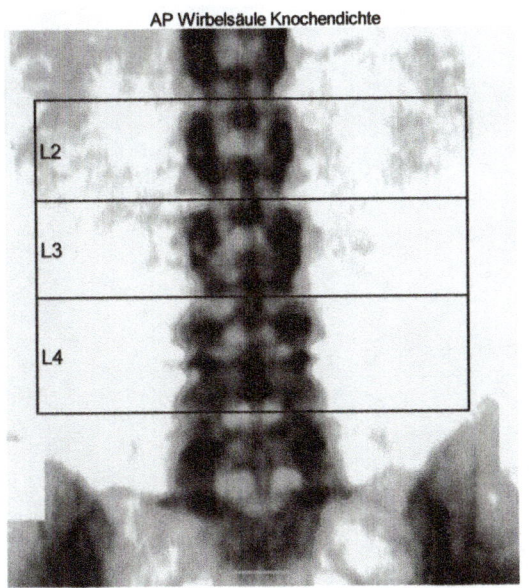

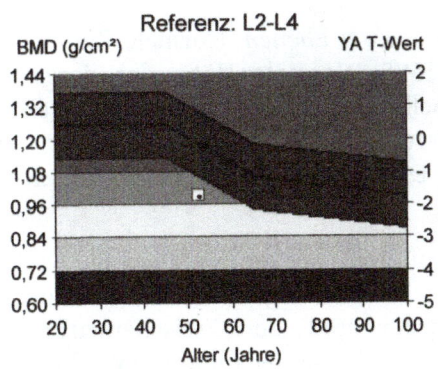

Bereich	BMD[1] (g/cm²)	Junge Erw.[2] T-Wert	Altersvergl.[3] Z-Wert
L2	0,895	-2,5	-2,4
L3	1,023	-1,5	-1,3
L4	1,047	-1,3	-1,1
L2-L4	0,996	-1,7	-1,5

Linker Femur Knochendichte

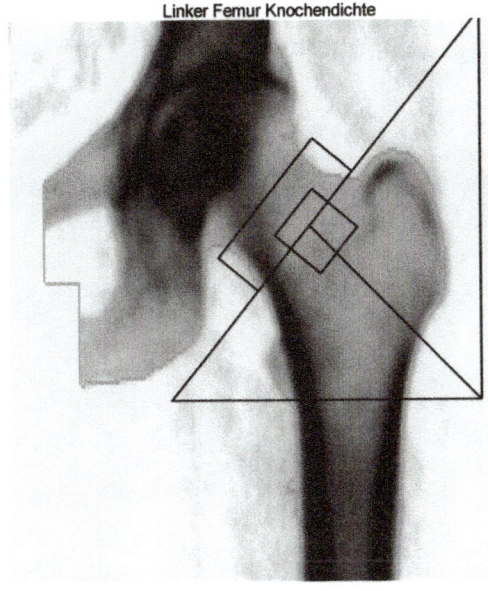

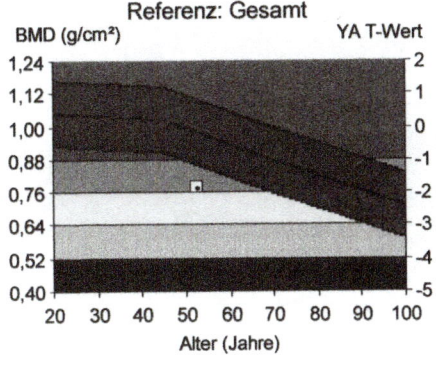

Bereich	BMD[1] (g/cm²)	Junge Erw.[2] T-Wert	Altersvergl.[3] Z-Wert
Hals	0,762	-1,8	-1,4
Wards	0,510	-3,1	-2,3
Troch	0,629	-1,5	-1,5
Schaft	0,918	-	-
Gesamt	0,784	-1,8	-1,6

Befunde

Röntgen

BWS in zwei Ebenen: Normale Kyphosierung der BWS. Normale Höhe der dargestellten Wirbelkörper und der Zwischenwirbelräume. Diskret vermehrte Sklerosierung der Grund- und Deckplatten im mittleren Bereich der BWS.

LWS in zwei Ebenen: Fünfgliedrige LWS, normale Lordosierung. Normale Höhe der Wirbelkörper und der Zwischenwirbelräume. Spondylarthrose der unteren LWS beidseits.

DXA

T-Score L2–L4: –1,7.

T-Score total Femur: –1,8.

Beurteilung: Osteopenie.

Welche Konsequenzen ergeben sich aus den vorliegenden Befunden?

▮ Welche Diagnose stellen Sie?

▮ Wie interpretieren Sie den Fall laut dem Case Finding der DVO-Leitlinie?

▮ Was sind die Therapieziele?

▮ Welche therapeutischen Maßnahmen ergreifen Sie?

Diagnose

Mediale Schenkelhalsfraktur bei Osteopenie.

Einordnung in die DVO-Leitlinien

Bei typischen Menopausenbeschwerden und Hysterektomie ist eine Zuordnung der Patientin zur Leitlinie Osteoporose der postmenopausalen Frau zu vertreten.

Die Indikation zur Abklärung wurde bei der Patientin aufgrund in der erlittenen Schenkelhalsfraktur und der familiären Belastung gesehen.

Therapie

Therapieziel

Vermeidung weiterer Frakturen.

Therapeutische Maßnahmen

Behandlung der Osteopenie durch Calcium- und Vitamin-D-Supplementation. Erneute DXA-Messung nach 2 Jahren.

Kommentar

Aufgrund der aktuellen Studienlage wird ein Hormonersatz zur Therapie einer Osteoporose nicht mehr empfohlen. Der Indikationsbereich beschränkt sich auf behandlungsbedürftige Wechseljahrsbeschwerden.

Patient 23

Anamnese

Die 48-jährige Hausfrau war mit dem Fahrrad gestürzt und hatte sich eine pertrochantäre Femurfraktur rechts zugezogen, die osteosynthetisch mit einer Omegaplatte versorgt wurde. Anamnestisch war eine Klavikulafraktur links, eine Fraktur des oberen Sprunggelenks links sowie eine Unterschenkelfraktur rechts vor einigen Jahren zu erfragen. Weitere osteoporosespezifische Risikofaktoren ergaben sich nicht. In psychiatrischer Behandlung wegen Borderline-Persönlichkeit.

Klinik

48-jährige, 164 cm große und 70 kg schwere Patientin in gutem Allgemein- und Ernährungszustand. Physiologische Wirbelsäulenkrümmung. Kein lokaler Druck- oder Klopfschmerz über der Wirbelsäule. Kein Stauchungsschmerz der Wirbelsäule. Paravertebrale Muskulatur normoton.

Labor

Alle Parameter des osteologischen Basislabors lagen im Normbereich.

Röntgen

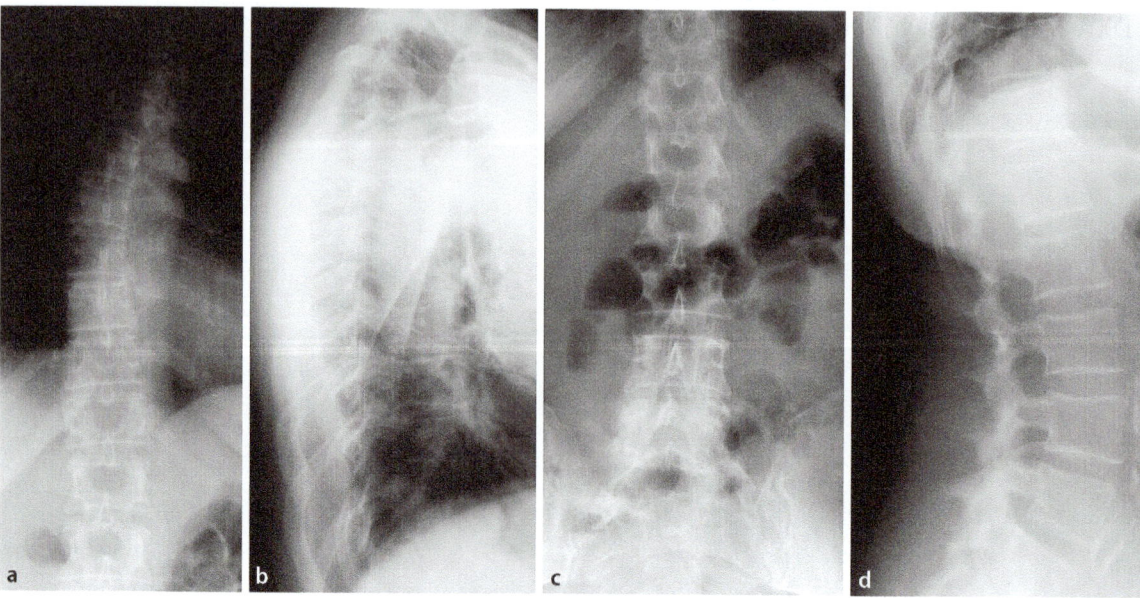

BWS a.-p. und seitlich   LWS a.-p. und seitlich

DXA

AP Wirbelsäule Knochendichte

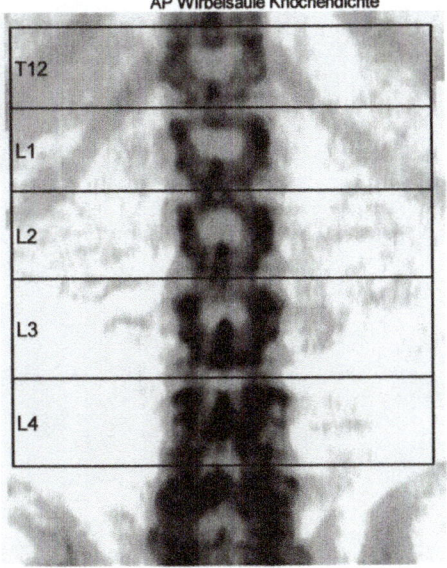

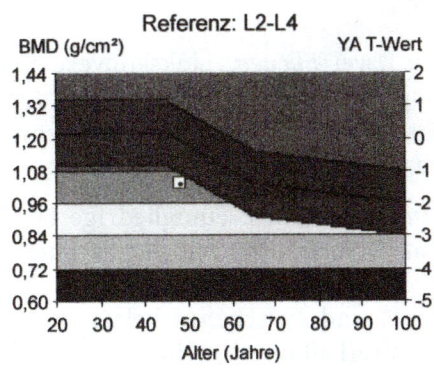

Referenz: L2-L4

Bereich	BMD[1] (g/cm²)	Junge Erw.[2] T-Wert	Altersvergl.[3] Z-Wert
L1	0,778	-2,9	-2,9
L2	0,888	-2,6	-2,5
L3	1,030	-1,4	-1,3
L4	1,174	-0,2	-0,1
L2-L4	1,040	-1,3	-1,3

Linker Femur Knochendichte

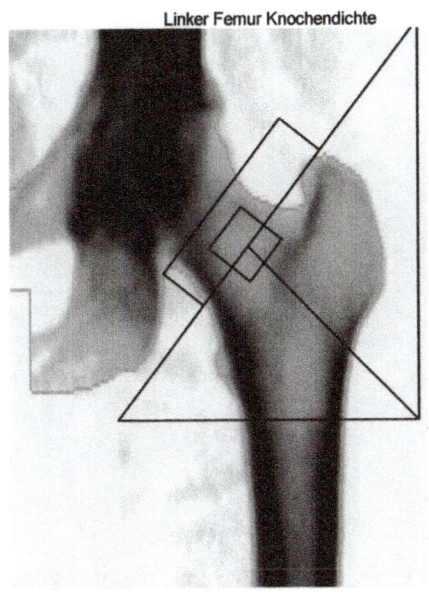

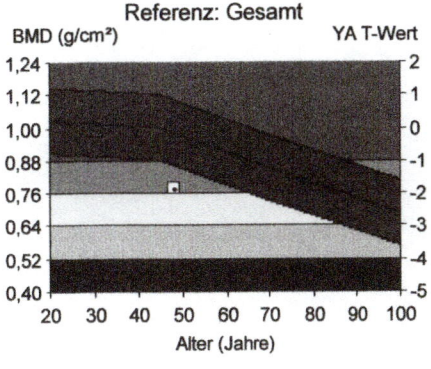

Referenz: Gesamt

Bereich	BMD[1] (g/cm²)	Junge Erw.[2] T-Wert	Altersvergl.[3] Z-Wert
Hals	0,771	-1,7	-1,4
Wards	0,566	-2,6	-2,1
Troch	0,638	-1,4	-1,4
Schaft	0,920	-	-
Gesamt	0,784	-1,8	-1,6

Befunde

Röntgen

BWS in zwei Ebenen: Linkskonvexe Seitausbiegung der BWS. Normale Höhe der dargestellten Wirbelkörper und Zwischenwirbelräume. Angedeutete Rahmenstruktur.

LWS in zwei Ebenen: Fünfgliedrige LWS. Degenerative Veränderungen der Facettengelenke L5/S1 beidseits. Normale Höhe der Wirbelkörper und Zwischenwirbelräume.
Aortenverkalkung auf Höhe LWK 3–5.

DXA

T-Score L2–L4: –1,3.

T-Score total Femur: –1,8.

Beurteilung: Osteopenie.

▍ Welche Konsequenzen ergeben sich aus den vorliegenden Befunden?

▍ Welche Diagnose stellen Sie?

▍ Wie interpretieren Sie den Fall laut dem Case Finding der DVO-Leitlinie?

▍ Was sind die Therapieziele?

▍ Welche therapeutischen Maßnahmen ergreifen Sie?

Diagnose

Pertrochantäre Femurfraktur bei Osteopenie.

Einordnung in die DVO-Leitlinien

Da die Menopause der Patientin noch nicht eingesetzt hat, ist eine Einordnung nach den Leitlinien nicht möglich. Bei Beurteilung der LWS ist die Verkalkung der Aorta zu berücksichtigen, sodass die Werte für die nicht durch Aortenverkalkung verfälschten LWK 1 und LWK 2 relevant erscheinen. Somit ist von einer deutlichen Knochendichteminderung der LWS auszugehen.

Therapie

Therapieziel

Vermeidung weiterer Frakturen.

Therapeutische Maßnahmen

Calcium- und Vitamin-D-Supplementation sowie allgemeine Empfehlungen zur Sturzprophylaxe. Eine regelmäßige Kontrolle der Knochendichte, insbesondere nach dem Einsetzen der Menopause, wird empfohlen.

Kommentar

Eine Bisphosphonattherapie wäre nur „off label" möglich, da diese Therapie nur für postmenopausale Frauen zugelassen ist. Aufgrund einer zu erwartenden mangelnden Compliance der Patientin bei Persönlichkeitsveränderung wurde davon abgesehen.

Patient 24

Anamnese

Die 88-jährige Patientin kam wegen immer
wiederkehrender Beschwerden in der LWS
und BWS, weniger in der HWS zur Vorstellung. Keine wesentliche Ausstrahlung oder
Gefühlsstörungen. In der Anamnese über
fast 10 Jahre (50.–60. Lebensjahr) Corticoide
– bis zu 15 mg oral Prednisolonäquivalent
wegen Asthma. Asthmabeschwerden bestün-
den nicht mehr, es würden auch keine Medi-
kamente mehr benötigt. Zurzeit unregelmä-
ßig bedarfsabhängig Schmerzmittel (NSAR).
Größenverlust ca. 7–8 cm. Weitere osteoporosespezifische Anamnese (Familie, Lebensführung, Stürze) unauffällig.

Klinik

88-jährige, 157 cm große und 57 kg schwere
Frau in gutem Allgemein- und Ernährungszustand. Vitalparameter o. B.

BWS: fixierte vermehrte Kyphose mit
Druck- und Klopfschmerz, mittlere und un-
tere Bereiche links mehr als rechts. LWS:
kein funktionell relevanter Beckenschiefstand, leichter paravertebraler Muskelhartspann. Mäßiger Druckschmerz paravertebral
auf Höhe L5/S1 links. Kein Druck- und Verwindungsschmerz der Iliosakralgelenke. Beweglichkeit der LWS allseitig fast völlig eingeschränkt. Zeichen nach Schober 10/11 cm.
Keine radikulären Defizite oder Wurzeldeh-
nungszeichen.

Labor

Leichte Lymphozytopenie 18,9% (25–40) bei
normaler Leukozytenzahl, sonst unauffälliges
Basislabor.

Röntgen

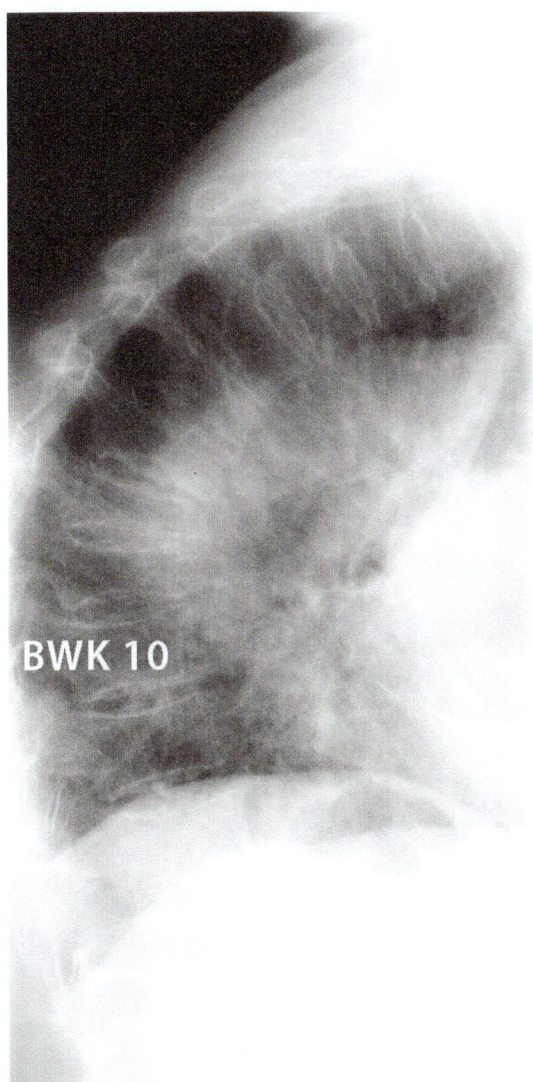

BWS seitlich

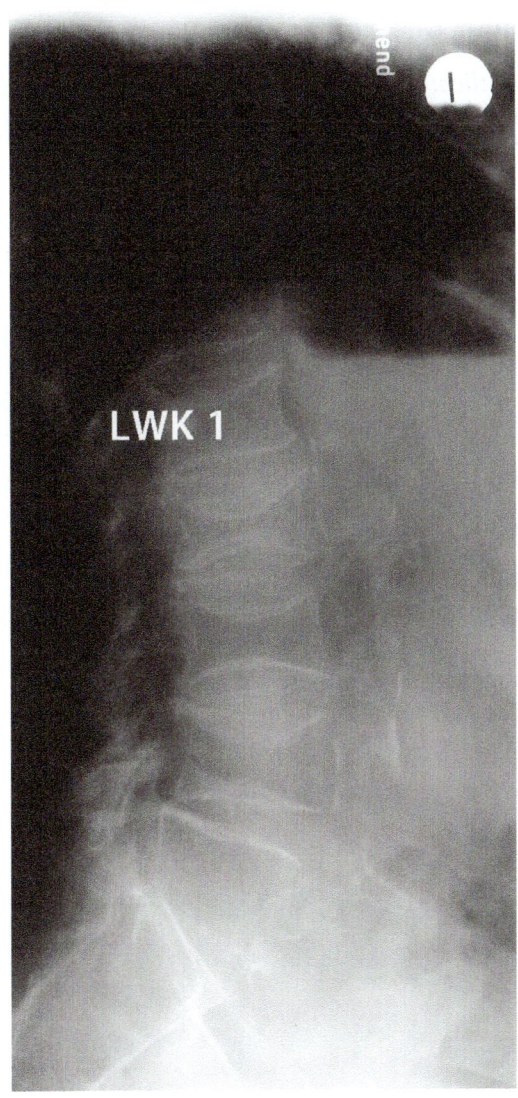

LWS seitlich

DXA

LWS Region	BMD g/cm²	T-Wert	Z-Wert
L1	0,843	−2,4	0,1
L2	0,926	−2,3	0,2
L3	1,003	−1,6	0,8
L4	0,580	−5,2	−2,7
L1–L2	0,885	−2,2	0,3
L1–L3	0,924	−2,0	0,4
L1–L4	0,847	−2,8	−0,3
SH			
Hals	0,636	−2,9	−0,5
Gesamt	0,642	−3,0	−0,6

Befunde

Röntgen

BWS seitlich: Massive Hyperkyphosierung der BWS mit Keil- bzw. Plattwirbeln BWK 6, BWK 7, BWK 8 und BWK 9.

LWS seitlich: Ausgeprägte Fischwirbel LWK 2, LWK 3 und LWK 4, deutliche Deckplattenimpression von LWK 1. Vereinzelte Verkalkungen in Projektion auf die Aorta abdominalis.

DXA

T-Score L1–L4: –2,8.

T-Score total Femur: –3,0.

Beurteilung: Deutlich erniedrigte Werte im T-Score an der LWS und dem linken Schenkelhals im Sinne einer Osteoporose. Die LWS zeigt sogenannte Kalibersprünge durch die multiplen Wirbelsinterungen.

Welche Konsequenzen ergeben sich aus den vorliegenden Befunden?

▌ Welche Diagnose stellen Sie?

▌ Wie interpretieren Sie den Fall laut dem Case Finding der DVO-Leitlinie?

▌ Was sind die Therapieziele?

▌ Welche therapeutischen Maßnahmen ergreifen Sie?

Diagnose

Glucocorticoid-induzierte Osteoporose mit multiplen Wirbelkörperfrakturen.

Einordnung in die DVO-Leitlinien

Leitlinie Glucocorticoid-induzierte Osteoporose. Prävalente Patientin, deren T-Score an LWS und Femur $< -2,5$ SD beträgt. Die Röntgenaufnahmen der BWS und LWS zeigen multiple Frakturen. Die differenzialdiagnostische Abklärung auf sekundäre Ursachen war unauffällig.

Therapie

Therapieziele

Vermeidung weiterer Frakturen, Schmerzlinderung mit Erhöhung der Mobilität.

Therapeutische Maßnahmen

Allgemeine Maßnahmen wie Empfehlungen zu calciumreicher Ernährung, Bewegung und Vermeidung von Sturzrisiken.

Basistherapie mit Calcium 1000–1500mg/ Tag, Vitamin D 400–800 IU/Tag sowie Risedronat 5 mg/Tag. Kontrolle der Knochendichte nach 1–2 Jahren.

Kommentar

Alternativ kann als spezielle Pharmakotherapie auch Etidronat zyklisch 400 mg/Tag für 14 Tage, anschließend 76 Tage nur Calcium oder Vitamin D eingesetzt werden.

Patient 25

Anamnese

Die 78-jährige Patientin stellte sich primär wegen Kniegelenkbeschwerden vor. In der Abklärung zeigte sich eine retropatellare und medial betonte Gonarthrose beidseits. Die Röntgenaufnahmen der Kniegelenke ergaben deutliche Hinweise auf eine Rarefizierung der Feinzeichnung.

Drei Monate später nach einem leichtem Sturz auf das Gesäß und den Oberschenkel Röntgen der LWS in einer Klinik mit Diagnose einer Prellung. Wiedervorstellung 4 Wochen nach Trauma bei anhaltenden Beschwerden in der LWS mit Ausstrahlung in die BWS. In der erneuten Beurteilung der Unfallbilder zeigte eine Keilimpression von BWK 11.

Weitere osteoporosespezifische Anamnese (Familie, Lebensführung, Stürze) o.B., Größenverlust ca. 2–3 cm.

Klinik

78-jährige, 170 cm große und 70 kg schwere Frau in gutem Allgemein- und Ernährungszustand. Vitalparameter o.B.

BWS: teilfixierte vermehrte Kyphose ohne Druck- und Klopfschmerz im oberen und mittleren Bereich, leicht im thorakolumbalen Übergang mit geringem Hartspann der paravertebralen Muskulatur. LWS: kein funktionell relevanter Beckenschiefstand, leichter paravertebraler Muskelhartspann mit mäßigem Druckschmerz paravertebral in Höhe L5/S1 beidseits. Kein Druck- und Verwindungsschmerz der Iliosakralgelenke. Beweglichkeit der LWS allseitig fast völlig eingeschränkt. Zeichen nach Schober 10/12 cm.

Labor

∎ BSG
∎ Blutbild
∎ Calcium
∎ anorganisches Phosphat
∎ alkalische Phosphatase
∎ Kreatinin
∎ γ-GT
∎ GPT
∎ TSH basal
∎ Immunelektrophorese

Alle Werte unauffällig.

Röntgen

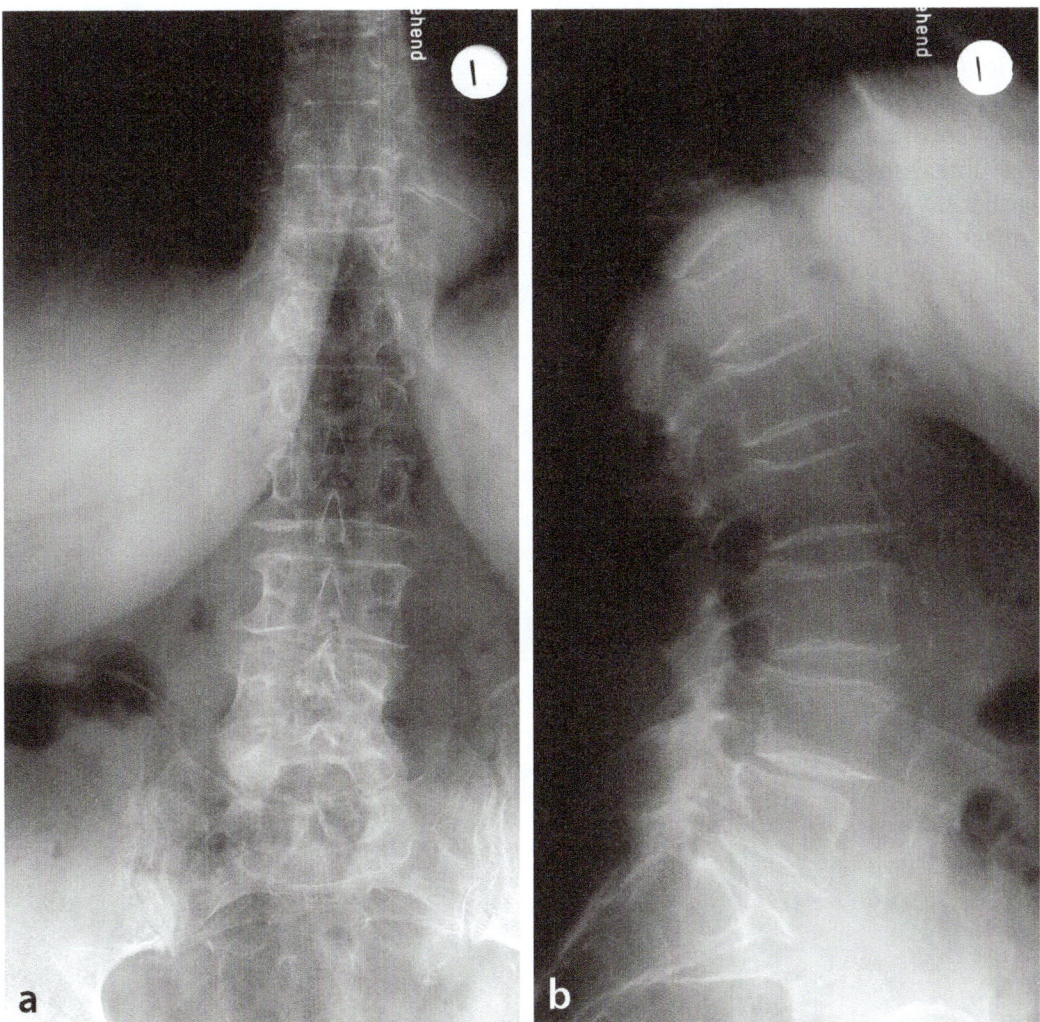

LWS a.-p. und seitlich

DXA

LWS Region	BMD g/cm²	T-Wert	Z-Wert
L1	0,947	−1,5	0,4
L2	0,713	−4,1	−2,2
L3	0,780	−3,5	−1,6
L4	0,743	−3,8	−1,9
L1–L2	0,825	−2,7	−0,8
L1–L3	0,809	−3,0	−1,1
L1–L4	0,793	−3,2	−1,3
SH			
Hals	0,607	−3,1	−1,4
Gesamt	0,666	−2,8	−1,2

Befunde

Röntgen

LWS a.-p. und seitlich: Fünfgliedriger Aufbau der LWS. Betonung der Rahmenstruktur der Lendenwirbelkörper, Keilwirbel BWK 11. Geringgradige linkskonvexe Seitausbiegung mit Scheitelwirbel LWK 2. Vereinzelte Verkalkungen in Projektion auf die Aorta abdominalis.

DXA

T-Score L1–L4: –3,2.

T-Score total Femur: –2,8.

Beurteilung: Osteoporose.

▮ Welche Konsequenzen ergeben sich aus den vorliegenden Befunden?

▮ Welche Diagnose stellen Sie?

▮ Wie interpretieren Sie den Fall laut dem Case Finding der DVO-Leitlinie?

▮ Was sind die Therapieziele?

▮ Welche therapeutischen Maßnahmen ergreifen Sie?

Diagnose

Osteoporose der älteren Frau mit multiplen Wirbelkörperfrakturen.

Einordnung in die DVO-Leitlinien

Der Fall wird durch die Leitlinien abgedeckt. In der Anamnese Sturz mit Fraktur bei inadäquatem Trauma. Die T-Scores liegen deutlich < −2,5 SD. Die Röntgenaufnahmen der BWS zeigen multiple morphometrische Veränderungen und eine BWK-11-Keilfraktur. Die differenzialdiagnostische Abklärung auf sekundäre Ursachen war unauffällig.

Therapie

Therapieziele

Vermeidung weiterer Frakturen, Schmerzlinderung mit Erhöhung der Mobilität.

Therapeutische Maßnahmen

Allgemeine Maßnahmen wie Empfehlungen zu calciumreicher Ernährung, Bewegung und Vermeidung von Sturzrisiken.
Basistherapie mit Calcium 1000 mg/Tag, Vitamin D 400–800 IE/Tag sowie Gabe eines Bisphosporats, z. B. Risedronat 35 mg/Woche. Kontrolle der Knochendichte in 2 Jahren.
Weitere Maßnahmen: Schmerzbehandlung mit einem NSAR und in der Akutphase zusätzlich niedrig dosiertes Tramadol; Physiotherapie.

Kommentar

Als spezielle Pharmakotherapie kommt nach den Leitlinien alternativ eine Behandlung mit
- Alendronat 10 mg/Tag bzw. 70 mg/Woche oder
- Risedronat 5 mg/Tag bzw. 35 mg/Woche
in Frage.

Ist das primäre Therapieziel die Meidung weiterer Wirbelkörperfrakturen, kann alternativ auch Raloxifen 60 mg/Tag eingesetzt werden.

Sachverzeichnis